Prof. Hademar
Bankhofer

Meine **1000** besten Gesundheitstipps

Hausmittel von A bis Z

Bassermann

ISBN 978-3-8094-4551-7

1. Auflage
© 2022 by Bassermann Verlag,
einem Unternehmen der Penguin Random House Verlagsgruppe GmbH,
Neumarkter Straße 28, 81673 München

© der Originalausgabe 2008 by Bassermann Verlag,
einem Unternehmen der Penguin Random House Verlagsgruppe GmbH,
Neumarkter Straße 28, 81673 München

Jegliche Verwertung der Texte und Bilder, auch auszugsweise, ist ohne
die Zustimmung des Verlags urheberrechtswidrig und strafbar.

Sollte diese Publikation Links auf Webseiten Dritter enthalten,
so übernehmen wir für deren Inhalte keine Haftung,
da wir uns diese nicht zu eigen machen, sondern lediglich
auf deren Stand zum Zeitpunkt der Erstveröffentlichung verweisen.

Projektleitung dieser Ausgabe: Martha Sprenger
Umschlaggestaltung: Atelier Versen, Bad Aibling
Redaktion: Dr. Judith Schuler
Gesamtproducing und Layout: Epsilon2, Konzept & Gestaltung, Augsburg
Herstellung: Franziska Polenz

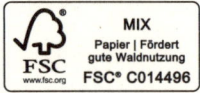

Penguin Random House Verlagsgruppe FSC® N001967

Druck und Bindung: GGP Media GmbH, Pößneck

Printed in Germany

6741183208088

Inhalt

Vorwort	4–5
A wie Abendessen bis Avocado	6–26
B wie Babymassage bis Bronchitis	27–42
C wie Champignon bis Crash-Diät	43–45
D wie Darm bis Duschen	46–51
E wie Eier bis E-Stoffe	52–70
F wie Fahrrad bis Fußschweiß	71–82
G wie Galle bis Gurkenmaske	83–91
H wie Haar bis Hygiene	92–113
I wie Immunkraft bis Insulinspiegel	114–116
J wie Jetlag bis Johannisbeeren	117
K wie Kaffee bis Küssen	118–134
L wie Lachen bis Lüften	135–144
M wie Magen bis Muttermilch	145–158
N wie Nacken bis Nüsse	159–165
O wie Obst bis Osteoporose	166–169
P wie Papaya bis Prüfungen	170–175
Q wie Quark bis Quarkmaske	176
R wie Rachen bis Ruhephase	177–189
S wie Salat bis Süßigkeiten	190–220
T wie Tabletten bis Trockenobst	221–228
U wie Übergewicht bis UV-Strahlen	229–233
V wie Vanille bis Völlegefühl	234–242
W wie Wadenkrämpfe bis Wohnumgebung	243–249
X wie Xanthophyll	250
Y wie Yoga	250
Z wie Zahnbelag bis Zwischentief	251–256

Holundersaft für starke Bronchien, Tannennadel-Tee für guten Schlaf

Vorwort

Sie kennen das sicher: Man geht morgens fröhlich, fit und vital aus dem Haus, doch im Laufe des Tages hat man plötzlich ein gesundheitliches Problem. Es ist nicht so groß, dass man gleich zum Arzt laufen muss, aber man fühlt sich nicht mehr wohl. Entweder ist die Nase verstopft oder ein leichter Husten kommt auf. Mitunter läuft es einem kalt den Rücken hinunter und man befürchtet: Das könnte eine Erkältung werden. Ein anderes Mal ist da so ein unangenehmes Ziehen an der Lippe – vermutlich ein Herpes-Bläschen. Oft passiert es auch, dass man ein lästiges Telefonat führt und sich danach total verspannt fühlt, vor allem im Bereich von Nacken und Schultern. Genau hier manifestiert sich der Stress.

In all diesen Situationen wollen die meisten von uns natürliche Hilfe, ein praktisches Rezept, ein bewährtes Hausmittel, nach Möglichkeit ohne Nebenwirkungen. Wo aber findet man in der Hast des Alltags ganz schnell so ein Naturrezept? Wer sich für das Thema Gesundheit interessiert, der verfügt meist über eine mehr oder minder große Anzahl von Ratgeberbüchern, in denen viele Anregungen zu finden sind. Ja, ich bin so dreist und gehe davon aus, dass Sie ein paar Bankhofer-Bücher im Schrank stehen haben.

Sehen Sie: Und jetzt kommt die Überlegung: »Der Bankhofer hat einmal etwas geschrieben, wie man mit den Nadeln eines Baumes einen Tee zubereitet, den man dann trinkt, um besser einzuschlafen. Waren das Fichtennadeln, Föhrennadeln oder Tannennadeln?« Oder Sie fragen sich: »Welcher Saft stärkt die Bronchien?« Sie wollen das wissen, haben aber keine Zeit, mehrere Bücher zu durchsuchen, um das zu finden, was Sie wollen.

Es kann auch sein, dass Sie jemand anspricht und fragt: »Sag', wie ist das beim Abnehmen mit dem Dinner-Cancelling? Der Bankhofer hat kürzlich darüber im Fernsehen gesprochen. Aber das geht ja immer so schnell vorbei. Ich habe mir gar nichts merken können. Du bist doch ein Bankhofer-Fan. Kannst Du mir etwas darüber erzählen?« Sie greifen zu einem dicken Buch, reichen es Ihrem Gegenüber und animieren ihn: »Da drinnen muss irgendwo etwas über Dinner-Cancelling stehen ...!« Im selben Augenblick aber erkennen Sie: Der andere will nicht suchen oder stundenlang lesen. Er will hier und jetzt sofort eine Antwort, die ihm weiterhilft.

Genau aus diesem Grund habe ich dieses Buch für Sie geschrieben. Ein Buch als schnelle Hilfe bei zahllosen kleinen Beschwerden. Ein Buch, das mit kurzen, einfachen Rezepten aufwartet. Ein Buch, in dem Sie das alles ganz schnell finden. Gesundheits-Information von A bis Z. Gesund bleiben und gesund werden nach dem Alphabet.

Sie können sich sozusagen in dem Buch von A bis Z gesund lesen. Blitzschnell, wie es unsere Zeit verlangt. Bei diesem Buch gibt es auch nicht die Ausrede: Brauche ich nicht, ich habe schon ein paar Bücher vom Bankhofer. Gerade deshalb brauchen Sie dieses Buch. Das hier ist ein ganz wichtiger ergänzender Band, der Ihnen hilft, Inhalte der anderen Bücher kurz, prägnant und schnell zu finden.

Ich freue mich, dass Sie dieses Lexikon für Vitalität, Fitness und Gesundheit jetzt bei sich zu Hause haben, halten Sie es am besten jederzeit griffbereit. Sie werden im Laufe der Zeit merken, wie oft Sie es nützen können: für Ihr Wohlbefinden, für Ihre Figur, fürs Gesundbleiben und Gesundwerden.

Viel Spaß beim Nachschlagen und beim erfolgreichen Suchen wünscht Ihnen Ihr

Hademar Bankhofer

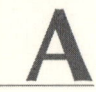

Abendessen
Wollen Sie ein absolut gesundes Abendessen genießen, das den Organismus mit vielen wertvollen Vitaminen, Mineralstoffen und Spurenelementen versorgt? Dann kochen Sie ein paar Kartoffeln mit der Schale. Geben Sie ins Kochwasser einen Pfefferminz-Zweig. Schälen Sie die Kartoffeln unmittelbar vor dem Essen und geben Sie ganz wenig Salz, Butter oder Quark darauf.

Abnehmen – Anisplätzchen heben die Stimmung
Das Abnehmen macht keinen Spaß und trübes Wetter drückt die Laune? Anisplätzchen können an solch tristen, düsteren Tagen die Stimmung aufhellen.

Abnehmen – Auf den Mond achten
Es ist immer einfacher, bei abnehmendem Mond abzuspecken. Bei zunehmendem Mond ist es sehr mühevoll, oft erfolglos.

Abnehmen – Auf Streichfett verzichten
Streichen Sie ab sofort für einige Zeit nichts mehr aufs Brot drauf: kein Fett, keine Pasteten, keine Mayonnaise oder Streichwurst. Legen Sie Käse und Schinken aufs trockene Brot. Das bringt eine enorme Kalorienersparnis, ohne dass Sie lange Kalorien zählen müssen.

Abnehmen – Das Frühstück genießen
Wenn Sie abnehmen wollen, dann ist der Tagesanfang für Sie eine herrliche Zeit. Beim Abspecken gilt nämlich der alte Spruch: morgens wie ein König, mittags wie ein Bürger und abends wie ein Bettler. Zum Start in den Tag dürfen Sie ungehemmt zulangen. Genießen Sie also das Frühstück. Stehen Sie rechtzeitig auf und nehmen Sie sich Zeit dafür. Alles was Sie jetzt essen und trinken, gibt Ihnen Kraft für den Tag und wird

in Energie umgewandelt, die Sie verbrauchen. Fettpölsterchen setzen sich erst von dem an, was Sie im Laufe des Tages konsumieren. Also dann: Guten Appetit mit gutem Gewissen bei Vollkornbrot, etwas Butter, Käse, Schinken, Radieschen, Paprika, Joghurt, Milch, Tee oder Kaffee.

Abnehmen – Die Motivation prüfen
Wenn Sie morgens nackt vor dem Spiegel stehen, fragen Sie sich: Würde ich auf einer einsamen Insel auch für mich alleine abnehmen wollen? Nicht nur für die anderen? Wenn Sie mit einem deutlichen Ja antworten können, dann sollten Sie abnehmen. Wenn Sie aber selbst mit sich zufrieden sind, gute medizinische Werte haben und sich wohl fühlen, dann bleiben Sie wie Sie sind.

Abnehmen – Ein bisschen Fett muss sein
Wer gerade abnimmt, vertritt sehr oft den Standpunkt: Fett macht dick. Also lasse ich Fett grundsätzlich ganz weg. Ich habe mich für eine fettfreie Diät entschieden. Professor Dr. Steven Zeisel von der Universität von North Carolina meint aber: »Das ist gefährlich. Viele haben nach so einer Diät Leberprobleme.« Unsere Leberzellen müssen, damit sie gesund und aktiv bleiben können, ständig mit Lezithin und Cholin versorgt werden. Sie holen sich diese Substanzen aus dem zugeführten Fett. Wenn es kein Fett und damit auch kein Lezithin gibt, sterben Leberzellen ab. Daher sollten Sie auch beim Abnehmen ein wenig Fett konsumieren: etwas Käse und Schinken. Unterstützen können Sie Ihre Leber auch mit Naturlezithin aus der Sojabohne.

Abnehmen – Im Winter fällt es schwerer
In der schönen Jahreszeit ist es leichter, Übergewicht abzubauen als im eiskalten Winter. Bei schönem Wetter tut der Hunger nicht so weh, wenn man nur wenig isst.

A

Abnehmen – Maroni als vollwertige Mahlzeit
Maroni haben bekanntermaßen nicht gerade wenig Kalorien: 100 Gramm bringen es auf etwa 220 Kalorien. Wenn man aber so eine Tüte Maroni nicht zwischendurch, sondern anstelle einer Mahlzeit isst, dann kann man davon schlank werden.

Abnehmen – Mate-Tee senkt das Hungergefühl
Eine gute Hilfe beim Abspecken ist der Tee aus den Blättern des südamerikanischen Mate-Baumes: Der Mate-Tee setzt das Hungergefühl herab. Man trinkt täglich zwei bis drei Tassen. Ebenfalls gegen das Hungergefühl: frische Kresse und Ananas.

Abnehmen – Obst reduziert den Hunger
Meiden Sie Appetitanreger wie Alkohol und stark Gesalzenes. Essen Sie eine halbe Stunde vor den Mahlzeiten jeweils ein Stück Obst.

Abnehmen – Radieschen binden versteckte Fette
Mit Wurst, Käse und Fleisch nehmen Sie viele versteckte Fette auf. Wenn Sie dazu aber jedes Mal sechs Radieschen knabbern, geschieht etwas Wunderbares: Die schwefelhaltigen Senföle – die Hauptwirkstoffe in den Radieschen – binden einen Teil des aufgenommenen Fettes und verhindern, dass es durch die Darmwand ins Blut kommt. Was teure Abspeckpillen mit unerwünschten Nebenwirkungen leisten, das können Radieschen auf sanfte Art, und zwar ganz nebenwirkungsfrei.

Abnehmen – Realistische Ziele anstreben
Setzen Sie sich bitte fürs Abnehmen keine falschen oder unrealistischen Ziele. Es ist gesundheitsschädlich, in kurzer Zeit viel abzunehmen. Ein Kilo in der Woche – das ist unbedenklich. Vergessen Sie aber nie: Der liebe Gott hat jedem Menschen eine

körperliche Grundstruktur mitgegeben. Es ist gefährlich, dagegen mit Gewalt anzukämpfen. Wenn Sie das tun, könnten schwere Mangelerscheinungen die Folge sein.

Abnehmen – Schlanker Tag mit Ananas oder Grapefruit
Sicher kriegen auch Sie immer wieder irgendwelche Postwurfsendungen ins Haus: Sensationelle Angebote für Präparate, mit denen Sie mühelos abnehmen können. Auch im Internet gibt es solche Angebote. Da werden auch immer wieder Abspeck-Dragees angeboten. Glauben Sie mir: Es geht viel besser und billiger, wenn Sie direkt zur Natur greifen. Bauen Sie immer wieder schlanke Tage ein, an denen Sie sich vor allem mit Obst verwöhnen.
Essen Sie über zwölf Stunden verteilt eine ganze frische Ananas. Sie müssen allerdings vorher klären, ob Sie eine Ananasallergie haben. In der Ananas gibt es das Enzym Bromelin. Es bremst den Hunger und hilft, Fett im Darm zu binden.
Dasselbe bewirkt auch die Grapefruit. Essen Sie einfach über den Tag verteilt zwei Grapefruits. Wer zu Nierensteinen neigt, muss allerdings auf diese Möglichkeit verzichten.

Abnehmen – Stündlich ein Glas Wasser trinken
Wer abnehmen will, der sollte es mit einem uralten Trick des Pfarrers Sebastian Kneipp versuchen. Dieser Trick hat schon vielen Menschen zu einer guten Figur verholfen. Halten Sie ein paar Wochen einen eisernen Plan ein: Trinken Sie von 8 Uhr morgens bis 18 Uhr abends zu jeder vollen Stunde ein Glas Wasser, langsam in kleinen Schlucken.

Abnehmen – Sünden ausschalten
Wissen Sie, welches das wichtigste Instrument oder Werkzeug beim Abnehmen ist? Ein scharfes Messer aus Ihrem Küchenschrank. Damit müssen Sie, wenn Sie schlank, fit und gesund

A

durchs Leben gehen wollen, die gefährlichsten Sünden vor dem Essen ausschalten und wegschneiden.

Abnehmen – Tanzen verbrennt Kalorien

Wollen Sie abnehmen? Eine Stunde Tanzen baut 360 bis 400 Kalorien ab. Durch die rhythmischen Bewegungen werden die Muskeln gelockert, Herz und Kreislauf werden gestärkt, die Durchblutung im Unterleib und in den Beinen wird gefördert, Stress abgebaut.

Abwehrkraft – Ginseng stärkt

Mit Ginseng-Präparaten kann man wirksam die natürlichen Abwehrkräfte stärken.

Abwehrkraft – Luftbad und Bürstenmassage für den Kreislauf

Nehmen Sie ein Luftbad: Laufen Sie zu Hause öfter nackt umher. Bürsten Sie anschließend den Körper, und zwar beginnend an den Extremitäten (rechter Fuß, linker Fuß, rechte Hand, linke Hand) jeweils zum Herzen hin. Das bringt den Kreislauf in Schwung und stärkt das Immunsystem.

Abwehrkraft – Pfirsich liefert Vitamin C

Durch die großen Mengen an Vitamin C, die der Pfirsich liefert, kann er wunderbar die natürlichen Abwehrkräfte gegen Erkältungen aufbauen und auch die Folgen des Nikotin-Konsums bei Rauchern etwas entschärfen. Denn Raucher brauchen bekanntlich dreimal mehr Vitamin C als Nichtraucher.

Aggressivität

Macht das Wetter Sie aggressiv? Essen Sie Huhn oder Haferflocken. Beide enthalten Zink, ebenso wie weiße Bohnen, Erbsen, Linsen und Sojabohnen. Zink stärkt das Immunsystem und macht Sie resistent gegen Stress.

Akne

Bekämpfen Sie Akne mit einer Teekur. Trinken Sie dazu täglich drei Tassen lauwarmen Walnussblättertee.

Äußerlich hat sich Heilerde bewährt: Diese mit Wasser zu einem Brei verrühren, auf die Haut auftragen und 20 Minuten einwirken lassen. Mit warmem Wasser abspülen.

Alkohol – Bier auf Wein, das lasse sein

Mischen Sie nie Bier, Wein und Schnaps. Bei Kopfschmerzen nach durchzechter Nacht: Zwei Esslöffel Fruchtzucker einnehmen.

Alkohol – Distelöl und Heilerde gegen Magenschmerzen

Ein Esslöffel Distelöl wirkt beruhigend auf die Magenschleimhaut. Auch Heilerde ist ein gutes Mittel nach übermäßigem Genuss von Alkohol, Nikotin oder fetten Speisen: Ein Esslöffel Heilerde wird in einem Viertelliter Wasser verrührt und getrunken.

Alkohol – Gib dem Kater Saures

Ein Sommerabend eignet sich ideal für ein Grillfest. Dabei trinkt man natürlich auch Alkohol. Mancher hat dann am nächsten Morgen einen Kater. Trinken Sie eine Tasse Kaffee mit Salz und essen Sie danach zwei Kiwis oder eine Essiggurke.

Alkohol – Homöopathie gegen den Kater

Zu viel Alkohol: Nehmen Sie im Laufe des Tages drei- bis viermal stündlich auf einem Stück Brot fünf Tropfen Nux vomica, die homöopathische Tinktur der Brechnuss.

Alkohol – Klassisches Katerfrühstück

Zwei Rollmöpse, eine Salzgurke und ein Stück Vollkornbrot intensiv kauen. So liefern Sie dem Organismus Mineralsalze, die mit dem Alkohol aus dem Körper ausgeschieden worden sind.

A

Alkohol – Kohlensäure verstärkt die Alkoholwirkung
Es ist nicht empfehlenswert, nach reichlichem Weingenuss auf Bier umzusteigen oder kohlensäurehaltiges Mineralwasser zum Wein zu trinken.

Alkohol – Mariendisteltee gegen einen flauen Magen
Einen Liter Mariendisteltee ungesüßt oder mit wenig Honig über den Tag verteilt trinken. Er beruhigt den Magen und hilft der Leber bei ihrer Entgiftungsarbeit.

Alkohol – Nüsse und Rote-Bete-Saft entgiften den Körper
Nehmen Sie Magnesium. Essen Sie Nüsse oder trinken Sie viermal am Tag je einen Achtelliter Rote-Bete-Saft: Er beeinflusst den Fettstoffwechsel positiv und entlastet dadurch die Leber bei ihrer Entgiftungsarbeit.

Alkohol – Risikofaktor für Krebserkrankungen
Alkohol bzw. die Fuselöle in Spirituosen und die Gerbsäure im Rotwein sind bei jahrelangem Genuss Risikofaktoren für Krebserkrankungen der Mundhöhle, des Kehlkopfes, der Speiseröhre, der Leber und der Bauchspeicheldrüse. Die Kombination von Alkohol und Zigaretten ist besonders fatal: Der Alkoholkonsum verstärkt die Wirkung von Tabakrauch. Diese Doppelbelastung erhöht das Krebsrisiko auf das 20- bis 40-fache.

Alkohol – Vitaminmangel droht
Wer regelmäßig viel Alkohol konsumiert, leidet mit ziemlicher Sicherheit an Vitaminmangel: Er hat ein Defizit an Folsäure und an Vitamin B1. Dadurch ist er gefährdet, mit der Zeit schwache Nerven, Herz-Kreislauf-Probleme, Störungen der Gehirnfunktionen und Magenprobleme zu bekommen. Gehen Sie also mäßig mit Alkohol um.

Alkohol – Kaffee macht nicht nüchtern
Die landläufige Meinung, nach übermäßigem Alkoholgenuss mit Kaffee wieder nüchtern werden zu können, ist falsch. Das Gegenteil ist richtig: Kaffee nach Alkohol erhöht den Blutalkoholspiegel. Das Koffein täuscht zwar kurzfristig ein Erwachen vor, in Wirklichkeit jedoch werden alle körperlichen Reaktionen noch stärker beeinträchtigt. Für Menschen mit labilem Kreislauf ist die Kombination von Alkohol und Kaffee besonders gefährlich.

Allergie – Abnehmen mindert die Beschwerden
Viele werden im Frühsommer von einer Allergie gequält, die durch Gräserpollen ausgelöst wird. Jede Wiese ist eine potenzielle Gefahr. Eine Patientenstudie in Helsinki, Finnland, hat gezeigt: Viele Menschen, die mindestens 15 Prozent ihres Körpergewichts abnehmen, leiden viel weniger an ihrer Allergie. Das Abspecken spart Medikamente und verbessert schlagartig die Lebensqualität.

Allergie – Brennnesseltee gegen Pollen
Täglich ein Liter Brennnesseltee, über den Tag verteilt getrunken, vermindert die Allergie-Anfälligkeit durch Gräserpollen. Wie jede Kräuterteekur sollte auch diese längstens drei Wochen dauern, da sonst ein Gewöhnungseffekt eintritt.

Allergiegefahr
Gehören Sie auch zu jenen Menschen, die eine Briefmarke nicht mit Wasser befeuchten, sondern mit der Zunge ablecken? Das sollten Sie nicht tun. Sehr oft wird als Kleber auf der Rückseite der Marken Naturlatex verwendet. Darauf reagieren viele Menschen mit einer Allergie. Sie bekommen Husten, die Augen tränen und es kann zu einem allergischen Schnupfen sowie zu einem Hautausschlag kommen.

A

Alltagsärger

So werden Sie wieder gelassener: Durch die Nase tief einatmen und durch die geschlossenen Lippen langsam wieder ausatmen. Dieser Trick funktioniert auch bei großer Aufregung oder Lampenfieber, um wieder ruhig zu werden.

Ameisengefühl – Bei Problemen mit der Wirbelsäule

Viele Menschen haben Probleme mit der Wirbelsäule und mit den Bandscheiben. Wer das weiß und wer immer wieder Kribbeln in einem Arm oder in den Fingern verspürt, der muss zum Arzt oder ins Krankenhaus: Ein Nerv könnte in der Wirbelsäule eingeklemmt oder gequetscht sein.

Anti-Schnupfen-Cocktail

Ein Schnupfen kündigt sich an? Trinken Sie eine Woche lang jeden Tag einen Anti-Schnupfen-Cocktail.
Rezept für zwei Personen:
Gießen Sie in einen Glaskrug einen Viertelliter frisch gepressten Orangensaft (Vitamin C), einen Achtelliter Möhrensaft (Vitamin A und Beta-Karotin), einen Achtelliter Rote-Bete-Saft (Farbstoff Betanin, wirkt antiviral und antibakteriell) und einen Teelöffel Weizenkeimöl (Vitamin E). Sie können mit etwas Honig süßen. Gut durchmixen und in kleinen Schlucken trinken.

Apfel – Der Gesundbrunnen

Äpfel sind noch viel gesünder als bisher angenommen. Das hat eine Studie am Institut für Obstbau an der Technischen Universität München ergeben. Das Pektin im Apfel transportiert Blei und andere Gifte aus dem Körper und senkt erhöhte Cholesterinwerte. Das Vitamin C schützt den Herzmuskel vor Entzündungen. Das Kalium stärkt die Nerven. Die B-Vitamine fördern das Denken.

Apfel – Ein Wundermittel

Ein altes Sprichwort lautet: Ein Apfel am Tag spart den Arzt. Biochemiker in den USA haben herausgefunden, warum. Der Apfel enthält zahlreiche Phenole und Flavonoide. Diese Substanzen stärken unsere Körperzellen gegen Krebsgefahr und gegen aggressive Umweltschadstoffe, die uns schneller altern lassen und die Krankheitsanfälligkeit fördern. Besonders Jugendliche, vor allem wenn sie in der Pubertät sind, sollten von Eltern, Großeltern und guten Freunden dazu angehalten werden, jeden Tag einen Apfel zu essen. Eine Untersuchung des United State Department of Human Nutrition, der größten Ernährungsbehörde der Welt, hat ergeben: Wer täglich in einen Apfel beißt, der greift nicht so leicht zu einer Zigarette.

Apfel senkt den Blutdruck

Äpfel wirken auch gegen Bluthochdruck. Sie schwemmen übermäßige Mengen an Kochsalz und Wasser aus dem Organismus. Dadurch entsteht die Blutdruck senkende Wirkung.

Apfel stillt den Hunger

Der Fruchtzucker im Apfel liefert schnelle Energie. Außerdem stillt der Apfel mit wenig Kalorien den Hunger und hilft Übergewicht abbauen.

Apfelessig macht das Essen leichter

Besorgen Sie sich naturtrüben Apfelessig (aus dem Reformhaus oder aus dem Gesundheitsregal eines Supermarktes). Er hat noch die meisten Wirkstoffe des Apfels. Geben Sie in einen Viertelliter stilles Mineralwasser zwei Esslöffel Apfelessig, gut umrühren und die Mischung genau 15 Minuten vor dem Essen in kleinen Schlucken trinken.

Apfelsorten

Das beliebteste Obst der Deutschen ist der Apfel. Am meisten gefragt: der gelbe, süße Golden Delicious, gefolgt vom rotgrünen, süßsäuerlichen Jonagold und vom roten, säuerlichen Idared. Aber auch der feste, süße Gala und der süßwürzige, knackige Braeburn, beide mit roten Streifen, werden gern gekauft. Der süßsäuerliche, gelbrote oder grünrote Elstar findet immer mehr Freunde, während der weinrote, süßwürzige McIntosh nicht mehr so sehr wie früher gefragt ist.

Aphrodisiaka aus der Natur

»Liebe geht durch den Magen« ist ein altes Sprichwort. Nicht nur der gemeinsame Genuss eines wohlschmeckenden Essens bereitet den Boden für Intimität. Auch die Inhaltsstoffe vieler Naturprodukte wirken anregend auf die Liebe: Frische Ananas kurbelt die Bildung von Sexualhormonen an. Frische, roh zerkaute Petersilie gilt als Potenzmittel für Männer. Die ätherischen Geruchsstoffe der Vanille wirken vor allem auf das Sexualleben der Männer stimulierend. Knoblauchgenuss fördert die Durchblutung in den Genitalien. Bananen aktivieren die Liebeskraft und den Spaß an der Liebe über das Gehirn. Artischocken regen die Sexualität bei Frau und Mann an. Sellerie enthält potenzfördernde ätherische Öle.

Appetitbremse

Die Kresse mit ihren Senfölen ist ein Mini-Penicillin aus dem Kräutergarten. Sie stärkt die Nieren, wirkt blutreinigend und liefert der Schilddrüse Jod. Kresse enthält auch das Spurenelement Chrom und dieses steuert das Sattsein. Daher kann Kresse beim Abnehmen helfen.
Dazu ein Rezept für Kresse-Salat (vier Personen):
Vier Hand voll frische, gewaschene Kresse mit 500 Gramm geschälten, gewürfelten Tomaten vermischen. Aus einem Esslöffel Apfel-

essig, einem halben Teelöffel Senf, drei Esslöffeln Distelöl, etwas Salz, etwas grünem Pfeffer und einem halben Teelöffel Honig eine Marinade mischen, unterrühren. Den Salat mit sechs Esslöffeln gehacktem Schnittlauch garnieren. Dazu Vollkornbrot reichen.

Appetitbremse Menthol

Wenn Sie Heißhunger überfällt, gehen Sie ins Badezimmer und gurgeln Sie mit einem Glas Wasser, dem Sie ein paar Tropfen Mundwasser mit Menthol beigeben.

Appetitbremse Salbei

Sobald Hunger aufkommt, nehmen Sie aus der Hausapotheke ein bis zwei getrocknete Salbeiblätter, die Sie für die Teezubereitung vorrätig haben, und kauen sie intensiv. Danach spucken Sie sie wieder aus. Die Gerbstoffe des Salbeiblattes reduzieren das Hungergefühl.

Appetitlosigkeit – Akupressur stimuliert die Esslust

Der Akupressurgriff gegen die Appetitlosigkeit muss am Punkt KG 12 durchgeführt werden. Dieser Punkt liegt in der Mitte zwischen dem Nabel und dem unteren Ende des Brustbeines, also in der Höhe des Magens.

Hier massieren Sie mit dem Mittelfinger der rechten Hand unter leichtem Druck ein bis zwei Minuten jeweils 30 Minuten vor jedem Essen.

Appetitlosigkeit – Jugendliche und Senioren sind gefährdet

Fast immer liest man nur über das Problem des Übergewichts, wie man abnehmen und den Appetit bremsen kann. Dabei gibt es viele Menschen, die an Untergewicht und Appetitlosigkeit leiden.

Sie sind meist unter der älteren Generation und unter den Jugendlichen zu finden. Aus einer Reihe von Möglichkeiten, die

A

Appetitlosigkeit erfolgreich zu bekämpfen, bietet sich zum Beispiel folgendes Naturmittel an: Versuchen Sie es mit kandiertem Ingwer. Je schärfer er schmeckt, desto besser wirkt er. Kauen Sie vor jeder Mahlzeit ein Stückchen. Auch Diabetiker müssen nicht darauf verzichten. Sie würzen ihre Speisen mit etwas frisch geschabter Ingwerwurzel (aus dem Reformhaus).

Appetitlosigkeit – Knoblauchsaft für die Lust am Essen
Nehmen Sie dreimal täglich – jeweils vor den Mahlzeiten – sechs Tropfen Knoblauchsaft in etwas Wasser verrührt ein. Lassen Sie die Mischung längere Zeit im Mund, ehe Sie sie schlucken.

Appetitlosigkeit – Kräutertee weckt den Hunger
Trinken Sie folgenden Heilkräutertee: Mischen Sie zu gleichen Teilen Pfefferminze und Wermut. Ein Esslöffel davon wird mit einem Viertelliter kochendem Wasser übergossen. Acht Minuten ziehen lassen, durchseihen.
Ungesüßt und lauwarm 30 Minuten vor der Mahlzeit in kleinen Schlucken trinken.

Appetitlosigkeit – Rezept mit Tradition: Mistelwein
Gegen vorübergehende Appetitlosigkeit hilft oft ein uraltes Rezept: der Mistelwein.
Eine Hand voll klein geschnittene, frische Mistelblätter und eine Hand voll zerstoßene Mariendistelsamen werden in einem Krug mit einem Liter Rotwein übergossen. Lassen Sie die Mischung zugedeckt über Nacht stehen. Dann einmal kurz aufkochen und weitere zehn Minuten köcheln.
Abkühlen lassen, durchseihen und in eine verschließbare Flasche abfüllen. Trinken Sie zweimal täglich – jeweils vor dem Essen – ein Schnapsgläschen davon.
Alkoholgefährdete und Menschen mit niedrigem Blutdruck dürfen dieses Rezept nicht anwenden.

Appetitzügler – Satt zur Party
Wenn Sie bei Freunden oder Verwandten eingeladen sind, dann machen Sie sich stark gegen kulinarische Verlockungen. Essen Sie vor dem Weggehen drei bis vier Äpfel. Die sind gesund, füllen den Magen und verhindern, dass Sie hemmungslos am Büfett zuschlagen.
Aber Vorsicht! Ein Apfel allein ist zu wenig und gefährlich für Ihre Figur. Er regt nämlich den Appetit an und motiviert Sie zum Schlemmen.

Aprikosen – Besonders gut für Senioren
Für Senioren ist es sinnvoll, regelmäßig Aprikosen zu essen. Die Harmonie aller Vitamine, Mineralstoffe, Spurenelemente und Enzyme in den Früchten schützt das Herz, stoppt den Alterungsprozess, hilft bei Müdigkeit und Konzentrationsschwäche und sie hilft gegen Trockenheit in Hals und Rachen.

Aprikosen – Köstlicher Sommergenuss
Kaufen Sie Aprikosen nur, wenn sie reif und saftig sind. Essen Sie die Früchte am besten roh und nicht zum Kompott zerkocht. Harte und unreife Früchte schmecken nicht nur schlecht, sie sind obendrein auch gehaltlos.
Ein schnelles, köstliches Aprikosenrezept, ideal für heiße Sommertage: Drei bis vier Aprikosen gut waschen, die Schale abziehen, die Früchte in ganz kleine Würfel schneiden und mit einem Teelöffel Honig in einen Becher Biojoghurt einrühren. Mit ganz wenig geriebener Ingwerwurzel bestreuen. Ein unübertrefflicher Genuss und sehr gesund.

Arbeit
Freuen Sie sich: Sie leben gesünder. Eine amerikanische Studie an rund 2000 Frauen und Männern hat ergeben: Wer viel arbeitet, ist nur halb so oft krank wie etwa jemand, der keine Arbeit hat.

Aromatherapie

Müde? Versuchen Sie es mit der Bach-Blüten-Therapie: Holen Sie sich die Blütenessenz Clematis. Riechen Sie tagsüber mehrmals daran und reiben Sie sich einige Tropfen ins Zahnfleisch. Das regt den Kreislauf an.

Artischocken

So bereitet man Artischocken zu: Sie werden gewaschen, von den Stielen befreit. Dann stellt man sie aufrecht in einen Topf mit kochendem Salzwasser, dem man zwei Esslöffel Zitronensaft beigibt. 30 Minuten kochen. Mit einem Sieblöffel herausnehmen, abtropfen lassen.
Sauce zu Artischocken: Verrühren Sie ein Eigelb, etwas Senf und kaltgepresstes Olivenöl. Würzen Sie mit wenig Essig, Salz, Pfeffer. Man zieht die Blätter der Artischocke beim Essen mit bloßen Fingern von außen nach innen ab, taucht sie in die Soße und streicht das Fruchtfleisch von den Blattschuppen zwischen den Zähnen ab. Dazu schmeckt Weißbrot.

Atem

Wer viel mit Knoblauch würzt, sollte danach frische Dillspitzen kauen. Das nimmt den penetranten Geruch des Knoblauchs, der Atem wird für andere wieder erträglich.

Atemwege – Feigen und Thymian gegen Verschleimung und Husten

Bei Husten und verschleimten Atemwegen gibt es ein sehr wirkungsvolles Naturrezept zur Lösung des Schleims:
Zerschneiden Sie vier getrocknete Feigen in ganz kleine Stücke und geben Sie diese mit einem gehäuften Teelöffel Thymiantee in eine Tasse. Übergießen Sie alles mit kochendem Wasser und lassen Sie es acht Minuten ziehen, anschließend durchseihen. Dreimal täglich eine Tasse schluckweise trinken.

Atemwege – Holunderbeere stärkt
Wenn Sie Ihre Atemwege stärken wollen, dann sollten Sie sich Holundersaft besorgen. Trinken Sie jeden Tag einen Viertelliter lauwarm in kleinen Schlucken. Die Farbstoffe der Holunderbeeren bauen die Immunkraft in den Bronchien auf und wehren Krankheitserreger – vor allem Erkältungsviren – ab.

Atemwege – Kartoffelauflage lindert Kopfschmerzen
Verschleimte Atemwege und Husten, die mit Kopfschmerzen verbunden sind, kann man mit einer Kartoffelauflage bekämpfen. Zerdrücken Sie ein Pfund heißer Pellkartoffeln mit Schale und wickeln Sie den Brei in ein Leinentuch. So ein Kartoffeltuch legen Sie drei- bis viermal am Tag auf die Stirn.

Atemwege – Thymian stärkt
Vor dem Winter sollte man die Atemwege stärken. Dabei kann das Heil- und Küchenkraut Thymian beste Dienste leisten. Das ätherische Öl Thymol im Thymian, sozusagen der Hauptwirkstoff, baut das Immunsystem der Bronchien auf und beugt Entzündungen vor. Sie können Thymiantee trinken, können zwei Liter Tee ins Badewasser gießen oder können all Ihre Speisen reichlich mit Thymian würzen. In allen Fällen profitieren die Atemwege.

Atemwege – Tigerbalsam für die Nase
Im Zuge einer Erkältung leidet so mancher an einer verstopften Nase und kriegt keine Luft.
Reiben Sie asiatischen Tigerbalsam unter die Nasenlöcher. Trinken Sie jede Stunde eine Tasse Salbeitee. Wenn Sie abschwellende Nasentropfen nehmen, dann nur solche, die auch die heilende und feuchtigkeitsspendende Substanz Dexpanthenol enthalten.

Aufmunterung

Kochen Sie Tee aus gleichen Teilen Kümmel, Anis und Fenchel und süßen Sie ihn mit Honig. Dieser Tee muntert an tristen Tagen auf und ist nebenbei gut für die Verdauung.

Aufwachen

Wer morgens nach dem Aufwachen zerstreut und vergesslich ist, sollte sich eine alte Sitte der japanischen Zen-Mönche angewöhnen. Setzen Sie sich unmittelbar nach dem Aufwachen in Ihrem Bett auf, greifen Sie mit dem Finger nach den Zehen und reiben Sie nun jede Zehe einzeln ganz fest. Dann ziehen Sie an jeder Zehe intensiv. Schließlich reiben Sie mit dem Innenrand der großen Zehe des einen Fußes die Fußsohle des anderen Fußes. Sie aktivieren damit Nervenbahnen, die direkt ins Denkzentrum des Gehirns führen.

Augen

Strahlende Augen erzielt man mit Heidelbeeren, Möhren, Vitamin C und einer Ananas.

Augen – Die Sonnebrille schützt, wenn es zu hell ist

Die Augen müssen sich an das starke Sonnenlicht im Frühling erst langsam gewöhnen. Tragen Sie, vor allem um die Mittagszeit, eine Sonnenbrille.

Schützen Sie Ihre Augen auch an einem weißen Sandstrand oder im Schnee vor grellem Sonnenlicht. Intensive Strahlung kann in späteren Jahren zum grauen Star führen. Nehmen Sie bei Reisen in den Süden immer eine gute Sonnenbrille vom Optiker mit, die einen 100-prozentigen UV-Schutz hat.

Augen – Fremdkörper entfernen

Wenn Straßenstaub oder ein Fremdkörper in die Augen gelangt ist: Mit abgekochtem Wasser sanft auswaschen. Wischen

Sie niemals mit schmutzigen Fingern an den Augen herum, und verwenden Sie keine bereits benützten Hand- oder Taschentücher.

Augen – Heidelbeeren sind gut für die Netzhaut
Viele Menschen haben am Steuer ihres Fahrzeuges bei Dunkelheit Sehprobleme. Im Dunkeln fahren ist Stress für die Augen. Trinken Sie jeden Tag einen Viertelliter Heidelbeersaft oder kauen Sie getrocknete Heidelbeeren (auch Blaubeeren genannt). Der blaue Farbstoff wird durch Anthocyane gebildet. Eine neue Studie hat ergeben: Die Anthocyane sind ein natürliches Antibiotikum. Sie stärken aber auch die Sehkraft, weil sie die Netzhaut elastisch halten. Studien haben ergeben: Wer reichlich Heidelbeeren isst, kann damit erfolgreich gegen die Nachtblindheit ankämpfen, wird als Autofahrer nachts nicht so sehr von Scheinwerfern geblendet und hat eine gesündere Netzhaut. Aufgrund ihrer Inhaltsstoffe können Heidelbeeren beim Diabetiker ein Brüchigwerden der Netzhaut verhindern.

Augen – Möhren schützen Augen und Haut
In den Möhren befinden sich große Mengen des Pflanzenfarbstoffs Beta-Karotin, der Vorstufe des Vitamin A. Es hilft, das Sehpurpur unserer Augen aufzubauen, stärkt die Atemwege und baut die Infektanfälligkeit ab. Außerdem schützt das Beta-Karotin die Haut gegen den schädlichen Einfluss zu starker Sonnenstrahlen.

Augen – Naturrezept gegen Rötungen und Schwellungen
Schälen und reiben Sie zwei rohe Kartoffeln und legen Sie die Masse dann für zehn Minuten auf die geschlossenen Augen. Das kühlt und lässt Schwellungen und Rötungen bald zurückgehen. Legen Sie sich dazu hin.

A

Augen – Regelmäßig untersuchen lassen

Haben Sie mitunter Probleme beim Lesen oder beim Blick in die Ferne? Bekommen Sie Kopfschmerzen, wenn Sie etwas sehr konzentriert anschauen? Dann sollten Sie zum Augenarzt gehen. Da in unserer modernen Zeit unsere Sehorgane sehr strapaziert werden, sollten diejenigen, die gesunde Augen haben, alle zwei Jahre zur Untersuchung gehen, diejenigen, die Brillen tragen, sogar öfter.

Augen – Vitamin A für gutes Sehen

Reichlich Vitamin A in den Himbeeren stärkt die Sehkraft. Es baut das Sehpurpur Rhodopsin auf. Eine hohe Konzentration von Rutin festigt die Gefäße im Auge.

Augen entspannen

Wenn Sie durch die Arbeit am Computer müde Augen bekommen haben, dann geben Sie ihnen neue Kraft. Stellen Sie sich ans Fenster, blicken Sie zuerst ein paar Minuten in die Ferne und dann ins so genannte »Narrenkästchen« – also ins Nichts. Danach halten Sie fünf Minuten lang beide Handflächen vor die geöffneten Augen. Abschließend zwinkern Sie 30 Sekunden lang mit den Augen.

Augen und Fingerknöchel geschwollen

Wer morgens geschwollene Augen und Fingerknöchel hat, sollte ein Glas Selleriesaft trinken. Essen Sie abends keine fetten Speisen. Sie belasten das Lymphsystem. Die angeschwollenen Stellen rund um die Augen massieren Sie mit ein paar Tropfen Rizinusöl fünf bis zehn Minuten lang.

Augenflimmern

Legen Sie sich hin, schließen Sie die Augen und geben etwas Quark außen auf die Lider. Eine Viertelstunde einwirken lassen.

Augenpflege

Trinken Sie Tee aus Spitzwegerich. Tauchen Sie zwei Wattebausche in den Rest des Tees und legen Sie diese für zehn Minuten auf die geschlossenen Augen.

Augentropfen

Viele Menschen, die an einer Augenerkrankung leiden, müssen die Augen mit Augentropfen behandeln. Wenn Sie dabei verstärkt unter depressiven Stimmungen, Antriebslosigkeit und Appetitlosigkeit leiden, wenden Sie sich sofort an Ihren Arzt.

Ausschlafen

An düsteren Wintertagen würden morgens viele gern länger im Bett bleiben und ausschlafen. Wenn es nur irgend möglich ist, sollten Sie es auch tun. Der Regensburger Schlafforscher Jürgen Zulley sagt: »Langschläfer leben gesünder.« Wer zu wenig schläft, belastet Herz und Kreislauf, das vegetative Nervensystem sowie Magen und Darm. Länger schlafen ist eine Arznei.

Ausspannen

Wollen Sie wieder starke Nerven bekommen und zu sich selbst finden? Dann setzen Sie sich an einen Fluss und schauen Sie längere Zeit auf das fließende Wasser oder träumen Sie allein an einem Seeufer vor sich hin.

Autofahrt – Druck vermindern

Wer den ganzen Tag viel am Steuer seines Wagens unterwegs ist, verspürt Sodbrennen und ein Gefühl der Beklemmung in der Brust. Sie können das verhindern: Fahren Sie mit geöffnetem Hosenbund. Essen Sie keine blähenden Speisen. Essen Sie nur kleine Portionen. Gehen Sie nach einer Mahlzeit einige Zeit spazieren und steigen Sie erst dann in den Wagen ein.

A

Autofahrt – Pausen entspannen Körper und Geist

Wer eine lange Fahrt in die Ferien oder aus dem Urlaub hinter sich hat, der steigt oft aus dem Auto aus, hat Schmerzen in den Lenden und ist im Rücken verspannt. Besonders die »Kilometerfresser« unter den Autofahrern erwischt es besonders hart. Sie sollten nicht den Ehrgeiz haben, den Streckenrekord zu brechen, sondern auch die Rückfahrt noch als Teil Ihres Urlaubs zu genießen.

Machen Sie öfter mal eine Pause. Steigen Sie aus, spannen Sie Gesäß und Bauch kräftig an und lassen Sie dann wieder locker. Sie müssen diese einfache Übung mehrmals wiederholen. Außerdem ballen Sie die Fäuste und reiben Sie damit den Rücken links und rechts der Wirbelsäule auf und ab. Das fördert die Durchblutung und entkrampft. Auch während der Fahrt können Sie etwas tun. Die Schalensessel im Auto geben zwar guten Halt und sind für kürzere Fahrten sehr bequem; bei längeren Fahrten wird aber besonders der Fahrer in eine starre Sitzposition gedrückt. Dagegen hilft: Bewusst aufrecht setzen und die Schultern zurücknehmen und fest gegen die Rückenlehne drücken.

Avocado

Die würzige Frühlingsluft mit wechselnden Temperaturen macht mitunter nicht nur nervös, sondern auch aggressiv. Die Inhaltsstoffe der Avocado helfen Aggressionen abbauen.

Hier ein bewährtes Rezept. Schneiden Sie eine reife Avocado in zwei Teile, geben Sie den Kern weg, holen Sie das Fruchtfleisch aus der Schale, zerdrücken Sie es mit einer Gabel und würzen es mit fein gehackter Zwiebel, etwas Knoblauch, Zitronensaft und Kräutersalz. Dann als Brotaufstrich genießen.

Babymassage
Eine gute Nachricht für alle Mütter, die ihr Baby gern streicheln und kosen: Studien in den USA haben bewiesen, dass man mit sanfter Massage viel für die Gesundheit des Babys tun kann. Blähungen, Ängste, Einschlafprobleme, Nervosität und Anfälligkeit für Erkältungen kann man mit regelmäßigen, zärtlichen Streicheinheiten meistern.

Badebekleidung
Sie benötigen im Sommer immer Badekleidung in zweifacher Ausführung, damit Sie nicht in nassem Badeanzug herumlaufen müssen. Auf diese Weise kann man eine Sommererkältung oder einen schmerzhaften Blasenkatarrh verhindern.

Baldriantee
Der gute alte Baldriantee, den schon unsere Großmütter getrunken haben, hat mehr Vorteile als man denkt. Er beruhigt nicht nur angespannte Nerven. Er stärkt zugleich auch die Konzentration und bekämpft Blähungen.

Ballaststoffe
Ernährungswissenschaftler empfehlen uns immer wieder, mehr Ballaststoffe zu uns zu nehmen mit Vollkornprodukten, Obst und Gemüse. Bisher hieß es, das verbessere die Verdauung. Jetzt hat man an der Harvard-Uni in Boston, USA, herausgefunden, dass Ballaststoffe mehr können. Sie saugen überschüssiges Cholesterin aus dem Körper und transportieren es über den Darm ab. Ein starker Schutz vor Herzinfarkt.

Banane
Der erste Stress am Arbeitsmorgen lässt sich am besten mit einer Banane meistern. Sie enthält reichlich vom Anti-Stress-Mineral Magnesium.

Basilikum

Kauen Sie oft Basilikumblätter: Die darin enthaltenen ätherischen Öle Eugenol und Estragol sind ein Supertreibstoff fürs Gehirn. Ein ideales Essen fürs Denken: Mozzarella mit Tomaten und frischen Basilikumblättern.

Beine – Aprikosen gegen Schwellungen

Gerade im Sommer leiden viele unter schweren, angeschwollenen Beinen. Aprikosen bringen eine Entlastung, weil sie hervorragend entwässern, und das ohne Nebenwirkungen.

Beine – Gymnastik macht fit

Eine Übung gegen müde Beine nach einem anstrengenden Stadtbummel: Setzen Sie sich auf einen Stuhl, Hände auf die Lehnen. Beine ausstrecken und in der Luft radeln. Nun stellen Sie die Füße flach auf den Boden und tippen im rhythmischen Wechsel die Füße mit den Spitzen, dann mit den Fersen auf den Boden. Zum Schluss strecken Sie die Beine aus und dehnen die Fußspitze nach vorne und dann wieder zurück. Mehrmals wiederholen!

Berg-und-Tal-Wetter

Wenn es nach einer heißen Periode im Sommer plötzlich wieder abkühlt, dann leiden viele unter diesem »Berg-und-Tal-Wetter«. Die beste Möglichkeit, nicht schlapp zu machen und nicht allzu sehr am Wetterfrust zu leiden, ist Bewegung. Bewegen Sie sich viel in sauerstoffreicher Luft. Sie sollten wandern oder Rad fahren. Das ist das beste Gefäßtraining. Und trinken Sie über den Tag verteilt zwei Liter Wasser.

Beugestütze

Für all jene, die tagsüber viel am Schreibtisch sitzen müssen, wären als Ausgleich zehn Liegestütze ideal. Wer aber will sich so anstrengen? Das ist auch nicht notwendig. Es gibt eine bequemere Übung, die ebenso wertvoll ist. Stellen Sie sich vor dem Schreibtisch auf, treten Sie zwei Schritte zurück, stützen Sie die Hände an der Schreibtischkante ab. Jetzt beugen und strecken Sie die Arme.

Bewegung – Zum Abnehmen unverzichtbar
Allein vom wenig Essen nimmt man nicht ab. Ohne Bewegung läuft gar nichts.
Weniger essen und Freizeitsport treiben. Beides muss sein. Durch die körperliche Bewegung baut man in hervorragender Weise Kalorien ab. Selbst wer wenig isst und sich nicht bewegt, schadet damit seinem Körper und auch dem Aussehen: denn er verliert leider Muskelmasse. Wer sich zum kulinarischen Abnehmprogramm regelmäßig bewegt, baut Fettpolster ab und zugleich Muskelmasse auf. Eine faszinierende Vorstellung: Fettmasse wird zu Muskelmasse. Es muss kein übertriebener Sport sein. Ideal sind Rad fahren, Joggen, schnelles Gehen, Gymnastik. Jeden Tag mindestens 30 Minuten. Man sollte dabei einmal am Tag so richtig ins Schwitzen kommen.

Bewegung für die Linie
Wollen Sie Übergewicht abbauen, die Atemwege kräftigen? Gehen Sie Ski-Langlaufen! Ähnlich gesunde, den Kreislauf stärkende Aktivitäten sind Schwimmen, Wandern, Laufen (langsam beginnen!), Rad fahren, Gymnastik und sogar Treppensteigen. Wichtig ist bei allem die Regelmäßigkeit für langfristigen Erfolg: mindestens dreimal in der Woche jeweils zwanzig Minuten lang.

Bewegung vor dem Fernseher
Wer viel fernsieht, sollte dabei Trimmrad fahren. Das ist gesünder als stundenlang still zu sitzen. Sie können auch die

Werbepausen für Gymnastik, Dehnübungen, Partnermassage oder für kleinere Hausarbeiten nutzen.

Bier – Die leichte Variante

Eine Flasche Bier ist mit 240 Kalorien ein echter Dickmacher. Lightbiere sind eine gute Alternative. Sie enthalten nicht nur weniger Alkohol, sondern auch weniger Kalorien. Eine Alternative für alle, die abnehmen, aber auf ihr Bier nicht verzichten wollen.

Bier – Hopfen beruhigt

Durch die beruhigenden Wirkstoffe Lupulon und Humulon im Hopfen kann man mit Bier die Nerven stärken und besser mit Stress umgehen.

Bier – In Maßen genießen

Viele löschen gern ihren Durst mit einem Bier und fragen sich mitunter: Ist das eigentlich gesund oder nicht? Neueste Studien beweisen: Bier in Maßen ist ein wertvoller Beitrag für die Gesundheit. Zwei Flaschen Bier über den Tag verteilt kann man akzeptieren. Aber bitte nicht jeden Tag!

Bier schützt den Magen

An der Freien Universität Berlin hat man entdeckt: Biertrinker haben seltener den Helicobacter pylori, jenen Keim, der Gastritis und Magengeschwüre verursachen kann.

Bier senkt Krebsrisiko

An der US-Universität von Oregon hat man beobachtet: Bier kann das Risiko für Krebs senken. Bioflavonoide im Hopfen schützen vor aggressiven, Krebs auslösenden Substanzen. Japanische Forscher haben herausgefunden, dass der Gerstensaft eine hervorragende medizinische Wirkung hat. Er neutralisiert im menschlichen Organismus Krebs erregende Stoffe, die durch Tabakrauch, durch gegrilltes Fleisch und gegrillten Fisch entstehen.

Bier spült die Nieren
Schon lange ist in der Medizin bekannt, dass man mit Bier hervorragend die Harnwege durchspülen und Nierensteinen vorbeugen kann. Wenn man schon einen Nierenstein hat, dann hilft Bier sehr oft, dass man ihn schnell wieder los wird.

Bier stärkt Herz und Kreislauf
Ein Glas Bier am Tag kann Herz und Kreislauf stärken und spült die Harnwege durch. Wie bei allen alkoholischen Getränken gilt jedoch: Maß halten.

Bierbauch
Mal ein Kölsch im Biergarten – dagegen ist nichts zu sagen. Die Dosis macht's: Mit einem halben Liter Kölsch am Tag sinkt ein zu hoher Blutdruck. Mit einem Liter steigt er. Der »Bierbauch« ist eine Legende. Er kommt vor allem vom Bewegungsmangel und davon, was man zum Bier isst.

Bierhefe
Bierhefe eignet sich besonders gut als Ergänzung bei Diäten, denn sie ist reich an Vitaminen – darunter die ganze B-Gruppe –, Aminosäuren, Mineralstoffen und Spurenelementen. Zudem besteht Hefe zu 44 Prozent aus Eiweiß, enthält wenig Kalorien und praktisch kein Fett.

Bildschirmarbeit
Langes Arbeiten am PC belastet insbesondere Augen und Rückenmuskulatur. Sorgen Sie für kleinere Pausen zwischendurch. Schnelle Hilfe für müde Augen: Schauen Sie in die Ferne.

Entspannungsübung für die Rückenmuskulatur: Aufrecht hinstellen, die Beine hüftbreit auseinander. Beugen Sie nun die Beine leicht, die Hände stützen sich auf den Oberschenkeln. Runden Sie den Rücken Stück für Stück durch Kontraktion der Bauchmuskulatur. Kopf und Schultern bleiben dabei entspannt und locker. Halten Sie diese Position etwa zehn Sekunden.

Bilharziose
Gehen Sie im sonnigen Süden niemals in natürlichen, verunreinigten Gewässern baden. So genannte Zerkarien-Larven können aus dem Wasser in die Haut eindringen und dort die Krankheit Bilharziose auslösen.

Biomüll
Achten Sie speziell bei steigenden Temperaturen darauf, dass der Biomüll, der bei Ihnen zu Hause anfällt, rasch aus der Wohnung gebracht wird. Schimmelpilze, Bakterien und viele andere gefährliche Keime vermehren sich besonders im Sommer im Mülleimer explosionsartig und können bei vielen Menschen schwere Atemwegsprobleme auslösen.

Biotin für die Schönheit
Sind Ihre Haare glanzlos, die Nägel brüchig und die Haut übersensibel? Dann sollten Sie Ihren Körper mit dem Schönheitsvitamin Biotin versorgen. Sie finden Biotin in Hefe, Eiern, Sojaprodukten, Naturreis, Hirse und Vollkornweizen. Es gibt auch Biotinpräparate zu kaufen.

Biotinmangel
Wer krank war und Antibiotika nehmen musste, hat fast immer einen gravierenden Mangel an Biotin. Das schadet der Schönheit. Mit Himbeeren kann man ihn wieder ausgleichen.

Birne

Wenn Sie an einem Obstladen oder einem Marktstand vorbeigehen und saftige, reife Birnen sehen, dann kaufen Sie ein. Sie können sich damit klug essen. Birnen sind reich an den Spurenelementen Phosphor, Kupfer und Kieselsäure: lauter wertvolle Substanzen, die unsere Gehirnzellen aktivieren.

Hier ein gesundes, sehr schmackhaftes Birnenrezept für zwei Personen: Vier süße Birnen schälen, von Kernen und Gehäuse befreien, in kleine Würfel schneiden, in einer Schüssel mit zwei Esslöffeln Zitronensaft und zwei Esslöffeln Honig mischen. Zum Schluss einen halben Becher Sauerrahm oder Joghurt darüber gießen.

Birnenkur

Anfang des 20. Jahrhunderts verordneten niedergelassene Ärzte in vielen Familien Großmüttern, die vergesslich waren, und Kindern, die sich in der Schule nicht konzentrieren konnten, eine Birnenkur. Sie mussten eine Woche lang jeden Tag ein Kilogramm Birnen essen und dazu fünf Walnüsse knabbern. Die Nuss liefert zusätzlich die Substanz Cholin, die wir ebenfalls für unsere Merkfähigkeit brauchen.

Doch Birnen können noch viel mehr: Sie enthalten große Mengen an Folsäure, schützen Herz und Kreislauf und fördern die Produktion von Glückshormonen. Birnen bringen daher gute Laune.

Birnentag

Da Birnen alle Vitamine der B-Gruppe enthalten, stärken sie unsere Nerven und durch den hohen Anteil an Mineralstoffen können sie erhöhte Blutdruckwerte senken. Bluthochdruck-Patienten bekommen oft von ihrem Arzt den Rat, einmal in der Woche einen Birnentag einzulegen. Das hilft. An diesem Tag isst man ein halbes bis zwei Kilo Birnen. Sonst nichts. Sie können ja zwischen verschiedenen Sorten wählen.

Bitterstoffe

Bitterstoffe sind wichtig für Leber und Galle, für die Harnwege, für das Herz-Kreislauf-System. Sie stärken die Immunkraft, bauen uns bei Müdigkeit auf und schaffen einen basischen Ausgleich in einem übersäuerten Körper. Sie trainieren unsere Magen- und Darmschleimhäute, die durch falsche Ernährung, Konservierungsstoffe und Umweltgifte schlaff geworden sind. Dabei werden Gifte, Viren, Bakterien und Pilze aus den Falten der Schleimhäute herausgeholt. Wir finden Bitterstoffe in vielen Nahrungsmitteln: in den Salaten Rucola, Radicchio, Chicorée und Endivie, im Blumenkohl und in der Artischocke, in Orangen, Zitronen und Grapefruits. Beim Getreide sind sie in Hirse und Amaranth enthalten. Unter den Gewürzen und Kräutern liefern Ingwer, Kardamom, Pfeffer, Thymian, Liebstöckel, Majoran, Estragon, Rosmarin, Lorbeer, Salbei, Wermut, Mariendistel und Gelber Enzian viele Bitterstoffe.

Blähungen – Dillwein zum Einnehmen

Ein uraltes Rezept ist der Dillwein.
Kochen Sie zwei Esslöffel Dillsamen in einem Viertelliter Weißwein auf. Abkühlen lassen und durchseihen. Bei Blähungen jeweils ein Schnapsgläschen in winzigen Schlucken trinken.

Blähungen – Massage mit Öl

Geben Sie in eine Schale drei Esslöffel Mandelöl und rühren Sie jeweils drei Tropfen Pfefferminzöl und Basilikumöl dazu. Damit massieren Sie sanft, in kreisförmigen Bewegungen, mit beiden Händen den Bauch.

Blähungen – Salbe für den Bauch

Wer unter Blähungen leidet, sollte ein altes Hausmittel einsetzen. Lassen Sie im Wasserbad zwei Esslöffel ungesalzene Butter flüssig werden. Rühren Sie je einen halben Teelöffel fein gemahlenen Kümmel, Fenchel und Anis dazu. Das Ganze im Wasserbad weitere zehn Minuten erwärmen, dabei umrühren. Dann durch ein Mulltuch seihen. Mit dieser Salbe reiben Sie den Bauch ein und halten ihn warm.

Blähungen durch Kohl

Wenn Sie Kohl und Kraut vor dem Essen einfrieren, gibt es hinterher keine Blähungen.

Blähungen durch Zwiebeln

Wer die Zwiebel für den Salat zuvor drei Minuten blanchiert, bekommt keine Blähungen.

Blase verkühlt

Haben Sie sich die Blase verkühlt? Trinken Sie drei Wochen lang täglich drei Tassen Brennnesselwurzeltee.

Blasenentzündung

Wer sich bei frischen Temperaturen auf die kalte Wiese oder auf eine Parkbank setzt, kann sich dabei eine schmerzhafte Blasenentzündung einhandeln. Geben Sie in einen halben Liter heißes Wasser fünf Tropfen Kamillenöl, tauchen Sie ein Leinentuch ein, wringen Sie es aus und legen Sie es auf den Unterleib. Darüber breiten Sie ein trockenes Tuch. So bleiben Sie eine Stunde gut zugedeckt im Bett liegen.

Blasenerkältung

Ein altes Hausmittel gegen eine erkältete Blase ist der Heublumensack. Man füllt einen kleinen Leinensack mit einigen Händen voll Heublumen und erhitzt den Sack über Wasserdampf. Dann legt man sich den heißen Heublumensack auf den Unterbauch. Hilfreich sind auch Wickel mit heißen Pellkartoffeln.

Blasenkatarrh – Bettwärme heilt

Nutzen Sie die Heilkraft der Bettwärme. Legen Sie sich für mindestens zwei bis drei Tage mit einer Wärmeflasche ins Bett. Geben Sie zusätzlich eine mit heißem Wasser gefüllte Gummiwärmflasche auf den Unterleib. Das fördert ganz enorm die Genesung. Trinken Sie jeden Tag einen Dreiviertelliter Preiselbeersaft. Die roten Farbstoffmoleküle der Preiselbeeren – vor allem der amerikanischen Cranberry-Preiselbeeren – bekämpfen die Kolibakterien, die den Blasenkatarrh auslösen.

Blasenkatarrh – Vernünftige Kleidung

Durch zu leichte Bekleidung ziehen sich viele Menschen einen Blasenkatarrh zu. Vorbeugend empfiehlt es sich, täglich einen Esslöffel Kürbiskerne zu knabbern. In den Kernen befinden sich in hoher Konzentration entzündungshemmende Substanzen. Vor allem aber: Kleiden Sie sich vernünftig. Soll es trotz kühler Temperaturen eine leichte Garderobe sein, hält dicke Unterwäsche Sie warm.

Blasenstärkung

Vor Blasenkatarrh oder Harnwegsentzündungen schützt, wenn Sie über einen längeren Zeitraum jeden Tag zwei Esslöffel grüne, weichschalige Kürbiskerne kauen.

Blei

Jeder sollte darauf achten, seinem Körper so wenig wie möglich des giftigen Schwermetalls zuzumuten. Der überwiegende Teil der Bleiaufnahme stammt aus der Nahrung: Blattgemüse, Innereien von Rindern, Roggen, Kondensmilch, Eier, Seefische, Lebensmittel aus verlöteten Konservendosen. Durchschnittlich liegen die Bleiwerte von Dosenlebensmitteln drei- bis viermal höher als die von Frischware. **Vorsicht** vor Keramikware unbekannter Herkunft, sie kann sehr hohe Bleikonzentrationen enthalten. Auch bei Wasserleitungen in Altbauten sollte man überprüfen, ob die Zuleitungen nicht aus Bleirohren bestehen, die Blei ins Trinkwasser abgeben können.

Blutdruck – Isometrische Übungen können helfen
Legen Sie vor dem Gesicht die Handflächen wie zum Gebet zusammen. Pressen Sie die Handflächen eine Minute fest gegeneinander. Machen Sie diese Übung gleich am Morgen nach dem Aufwachen und dann tagsüber mehrmals.

Blutdruck – Misteltee reguliert
In der Naturmedizin hat die Mistel seit langem einen festen Platz im Kampf gegen verschiedene Blutdruckprobleme. Das Mistelkraut – Zweige und Blätter – als Heilkräutertee wirkt ausgleichend auf den Blutdruck. Es senkt zu hohen und es hebt zu niedrigen Blutdruck an.
Dazu ein Rezept für Misteltee (eine Person): Zwei Teelöffel Mistelkraut werden mit einem Liter kalten Wasser zugedeckt angesetzt. Über Nacht stehen lassen. Am nächsten Morgen durchseihen, leicht erwärmen und lauwarm in kleinen Schlucken trinken. Drei Wochen lang täglich zwei Tassen trinken.

Blutdruck – Regelmäßig messen
Lassen Sie ab und zu Ihren Blutdruck messen. Mit zunehmendem Alter vergrößert sich nämlich das Risiko des Bluthochdrucks: Bis zum 35. Lebensjahr ist etwa jeder zehnte Mensch in Deutschland von Bluthochdruck betroffen, ab 65 etwa jeder vierte. Nur die Hälfte der Betroffenen weiß davon.

Blutdruck – Training für den Kreislauf
Etwa zweieinhalb Millionen Deutsche haben einen zu niedrigen Blutdruck. Wenn er keine Beschwerden macht, ist er keine Krankheit, sondern eher ein Glücksfall, denn Menschen mit

niedrigem Blutdruck haben eine überdurchschnittlich lange Lebenserwartung. Als wichtigste therapeutische Maßnahme bei niedrigem Blutdruck gilt ein intensives Trainingsprogramm für den Kreislauf: Wassertreten, Kneippgüsse, Wechselduschen, Atemgymnastik, regelmäßige sportliche Betätigung (ideal: Schwimmen). Sinnvoll ist außerdem ein ausreichender, erholsamer Schlaf.

Blutdruck natürlich senken

Wer an zu hohem Blutdruck leidet, sollte regelmäßig Pellkartoffeln essen. Das kann bei leicht erhöhten Werten Medikamente ersetzen, bei hohem Blutdruck die ärztliche Therapie sinnvoll unterstützen. Auch Trockenfrüchte, Bananen, Linsen, weiße Bohnen, Sonnenblumenkerne tragen dazu bei, den Blutdruck zu senken. Das Geheimnis all dieser Produkte ist ihr hoher Gehalt am Mineralstoff Kalium. Essen Sie öfter eine gebratene Makrele. Die Omega-3-Fettsäuren im Fischöl senken ebenfalls den Blutdruck.

Bluterguss – Blauer Fleck

Manche haben Pech. Sie stoßen sich irgendwo und handeln sich sofort einen schmerzhaften und hässlichen Bluterguss ein. Legen Sie ein paar Eiswürfel auf, die Sie zuvor in ein Stück Leinentuch einschlagen. Die Kälte zieht die Blutgefäße zusammen. Danach massieren Sie Arnikasalbe in die Haut ein. So können Sie blaue Flecken verhindern. – Wenn Ihnen kein Eis zur Verfügung steht, kann auch ein kühles, feuchtes Tuch (Leitungswasser) schon hilfreich sein.

Blutgefäße – Knoblauch hält sie jung

Winterkälte macht das Blut dick, die Gefäße eng. Essen Sie einige Wochen Knoblauch, um die Blutgefäße elastisch zu erhalten. Wer den Geschmack von Knoblauch nicht mag, kann auf Knoblauchpräparate zurückgreifen: dreimal täglich zwei Stück mit Wasser einnehmen.

Bluthochdruck – Olivenöl schützt das Herz
Wer erhöhten Blutdruck hat, kann im Sommer über die tägliche Nahrung die Werte senken. Tauchen Sie vor dem Essen ein Stück Weißbrot in etwas kaltgepresstes Olivenöl. Richten Sie Salate mit Olivenöl an. Der Wirkstoff Oleuropein im Olivenöl erweitert die Adern und macht das Blut flüssig. Das hat eine Studie an der Universität von Rom ergeben. Damit schützt Olivenöl auch vor Herzinfarkt.

Bluthochdruck bei Wetterwechsel
Wetterschwankungen können den Blutdruck erhöhen. Ein halber Liter Molke täglich hilft. Wechselhaftes Wetter kann aber auch niedrigen Blutdruck bewirken: Hausmittel bei zu niedrigem Blutdruck sind viel Bewegung, Wechselduschen, eine Tasse Kaffee oder ein halbes Glas Sekt.

Blutzuckerspiegel
In den grünen Schalen der Bohnen sind so genannte Glukokinine enthalten. Sie haben eine insulinähnliche Wirkung und können den Blutzuckerspiegel des Diabetikers positiv beeinflussen, können aber niemals die ärztliche Therapie ersetzen.

Bohnen – Grüne sind reich an Vitamin B5
Grüne Bohnen liefern viel Pantothensäure, auch Vitamin B5 genannt. Das ist ein hochwirksames Anti-Stress-Vitamin. Wer viel zu tun hat und unter Leistungsdruck steht, sollte ein Gericht aus grünen Bohnen essen. In den Bohnen konnte man auch pektinähnliche Substanzen nachweisen, die zu hohe Cholesterinwerte absenken.

Bohnen – Nahrhaft und schlank

Grüne Bohnen sind nahrhaft und machen schlank. 100 Gramm haben bloß 32 Kalorien und sie machen schnell satt. Das Spurenelement Molybdän in den grünen Bohnen hilft Energie aufzubauen und verhindert, dass sich im Körper zu viel Harnsäure bildet.

Bohnen – Nur gekocht genießbar

Für gewöhnlich ist es immer optimal, Gemüse roh zu essen, um möglichst viele Vitalstoffe aufnehmen zu können. Bei den grünen Bohnen muss man warnen. Rohe und blanchierte grüne Bohnen enthalten gleich drei verschiedene Giftstoffe, so genannte Toxine und Lektine. Sie werden erst vernichtet, wenn man die grünen Bohnen 12 bis 15 Minuten kocht. Es kann nach dem Verzehr von rohen grünen Bohnen zu Übelkeit, Erbrechen und Magenbeschwerden kommen. Besonders bekömmlich sind die grünen Bohnen, wenn man sie gar kocht und dann mit klein gehacktem Bohnenkraut, mit Dillspitzen und mit Petersilie in Butter schwenkt. Wunderbar zu Fisch oder Fleisch.

Bohnen – Trick gegen Blähungen

Essen Sie gerne Bohnen, trauen sich aber nicht, weil Sie danach immer an Blähungen und Gasbildung leiden? Kein Problem. Sie müssen auf diese gesundheitsfördernden Hülsenfrüchte nicht verzichten. Der Trick: Waschen Sie die Bohnen, geben Sie sie in heißes Wasser und weichen Sie sie vier Stunden ein. Das Einweichwasser muss weggeschüttet, zum Kochen muss frisches Wasser verwendet werden.

Bohnen für die Blutbildung

Wer regelmäßig grüne Bohnen isst, kann damit viel für die Gesundheit tun. Grüne Bohnen enthalten reichlich Nicotinsäure. Sie unterstützt alle Enzyme, die für ein gesundes Blut verantwortlich sind.

Bohnenkaffee

Geht es Ihnen auch so? Man ist total verunsichert über die vielen gegensätzlichen Meldungen der letzten Jahre und fragt sich: Erhöht Bohnenkaffee die Cholesterinwerte oder nicht? Eine neue Studie aus Holland wartet mit einer klaren Aussage auf: Filterkaffee hat keinen negativen Einfluss auf die Cholesterinwerte. Hingegen lässt Kaffee aus Kaffee- und Espressomaschinen ohne Filter den Cholesterinspiegel etwas ansteigen. Wenn man nicht übertreibt und maßvoll damit umgeht, ist Bohnenkaffee nicht schädlich. Allerdings: Forscher an der Universität von Helsinki haben im Rahmen einer Studie mit 19 000 Menschen nachgewiesen: Wer viele Jahre täglich sechs Tassen und mehr trinkt, der hat ein erhöhtes Risiko für eine Rheumaerkrankung.

Bräunungstipp

Wenn Sie in den Ferien nicht zu lange in der Sonne braten, aber dennoch bronzebraun werden wollen, dann wenden Sie einen Trick an. Essen Sie reichlich Grapefruits, Feigen und Birnen. Sie enthalten bräunende Phenol-Substanzen und Bergamottöl. Davon wird die Haut mit wenig Sonne rasch und anhaltend braun.

Bronchien – Holundersaft stärkt

Besorgen Sie sich eine Flasche Holundersaft und trinken Sie einige Zeit jeden Tag einen Viertelliter. Die Farbstoffe im Holunder stärken die angegriffenen Bronchien.

Bronchien – Inhalieren, aber nicht zu heiß

Stärken Sie die Bronchien: 30 Tropfen Eukalyptus-Tinktur in heißes Wasser geben (Idealtemperatur: 50 Grad Celsius). Inhalieren. Das regelmäßige Inhalieren wirkt vorbeugend, aber auch gegen vorhandene Atemwegserkrankungen. **Wichtig**: Das

Dampfbad sollte nicht länger als 15 Minuten dauern. Innerhalb der nächsten Stunde sollte man nicht ins Freie gehen, sonst ist die Gefahr eines neuerlichen Infektes groß.

Bronchien – Lavendelöl beruhigt

Bei Schnupfen und Husten lassen sich gute Erfolge mit zehnprozentigem Lavendelöl erzielen, es wirkt beruhigend auf die Atemwege und sorgt für einen erholsamen Schlaf. Wer eine empfindliche Haut hat und bei direktem Kontakt mit ätherischem Öl einen Ausschlag bekommt, kann es mit einem Brustwickel probieren: Dazu wird ein Baumwolltuch (Halstuch, Geschirrtuch oder ähnliches) zweimal längs gefaltet, mit 20 bis 30 Tropfen Öl beträufelt, von den Außenseiten nach innen beidseitig aufgerollt und in Backofen oder Mikrowelle erwärmt. Den Wickel (nicht zu heiß!) auf die Brust legen, mit Kleidung fixieren und mindestens eine halbe Stunde, besser über Nacht, einwirken lassen.

Bronchitis

Geben Sie 25 Tropfen Schwarzkümmelöl in zwei Liter kochendes Wasser, inhalieren Sie die Dämpfe eine Viertelstunde lang.

C

Champignon

Der Genuss von 100 Gramm Champignons liefert dem menschlichen Organismus so viel Vitamin D, dass damit der Bedarf für etwa zwei Tage gedeckt werden kann. Man könnte daher mit einem sehr griffigen Vergleich sagen: 100 Gramm Champignons ersetzen zwei Tage Sonnenschein bei Regenwetter.

Chlor

Chlor im Wasser von Schwimmbädern greift die Haut an. Gründliches Duschen allein reicht nicht. Hier bietet Vitamin E einen guten Schutz. Das bedeutet: Begeisterte Schwimmer sollten sich gezielt so ernähren, dass sie reichlich Vitamin E in ihrem Körper ansammeln.

Chlorophyll

Genießen Sie Salat, Spinat und Kräuter. Der grüne Farbstoff Chlorophyll sorgt dafür, dass der aufgenommene Sauerstoff länger im Gehirn bleibt.

Cholesterin

Der Apfelquellstoff Pektin und die im Apfel enthaltene Pottasche senken zu hohe Cholesterinwerte, beugen somit einer vorzeitigen Arteriosklerose vor und stärken das Herz.

Cholesterin – Artischocken enthalten Cholesterinsenker

Haben Sie erhöhte Cholesterinwerte? Dann sollten Sie die Kraft der Artischocke nützen. Essen Sie, sooft es geht, eine Speise mit Artischocken. Außerdem nehmen Sie mehrere Wochen dreimal täglich zwei Esslöffel Artischockensaft, in etwas Wasser verrührt. Der Hauptwirkstoff Cynarin, der die Leber stärkt, setzt außerdem die cholesterinsenkende Substanz Luteolin frei.

Cholesterin – Fisch reguliert den Wert
Der regelmäßige Genuss von Lachs, Makrele und Hering kann wieder ideale Cholesterinwerte bringen.

Cholesterin – Freizeitsport und Naturlezithin bekämpfen LDL
Treiben Sie regelmäßig Freizeitsport. Auch Lezithin hilft bei der Senkung des schädlichen LDL-Cholesterins. Besonders reich an Lezithin sind Weizenkeime, Vollkornprodukte, Erbsen und Linsen. Alternativ kann man auf Naturlezithin zurückgreifen, das aus der biologisch angebauten Sojabohne gewonnen wird.

Cholesterin – Haferflocken und Haferkleie senken den Wert
Beginnen Sie jeden Morgen mit einem speziellen Müsli aus überwiegend Haferflocken und Haferkleie. Studien am Ernährungs-Forschungsinstitut in Potsdam-Rehbrücke haben ergeben: Die Cholesterin senkende Wirkung ist auf Substanzen mit dem Namen Beta-Glukane zurückzuführen. Es gibt auch ein spezielles Haferkleie-Müsli.

Cholesterin – Tierisches Fett durch kaltgepresste Pflanzenöle ersetzen
Verwenden Sie für Ihren Salat möglichst kaltgepresstes Olivenöl. Es schützt vor Herz-Kreislauf-Erkrankungen. Auch andere kaltgepresste Pflanzenöle, die reich an mehrfach ungesättigten Fettsäuren sind, helfen im Kampf gegen erhöhtes Cholesterin: Weizenkeimöl, Maiskeimöl, Sonnenblumenöl.

Cholesterin – Tomatensaft und Knoblauch gegen leicht erhöhte Werte
Haben Sie erhöhte Cholesterinwerte und müssen noch keine Medikamente nehmen? Dann kann Ihnen täglich ein Viertelliter Tomatensaft eine gute Hilfe sein. Trinken Sie ihn zimmerwarm in kleinen Schlucken. Die Karotinoide senken das schäd-

liche LDL-Cholesterin und heben das gute HDL-Cholesterin. Im Saft wirken sie besser als in rohen Tomaten. Auch Knoblauch senkt den Cholesterinspiegel, allerdings nur bei einer Einnahme ab etwa 50 Gramm am Tag.

Crash-Diät – Schlank, aber dumm

Wenn Sie nach dem Sommer zu viele Pfunde drauf haben, dann machen Sie nur ja keine strenge Crash-Diät – wie etwa eine Eier-Kur oder eine Steak-Diät oder ein Kartoffel-Programm. Experten am Londoner King's College haben beobachtet: Bei einseitiger Ernährung sinkt der Eisenvorrat im Körper und damit die geistige Fitness. Die Folge: Man ist zwar für den Moment etwas schlanker, aber weniger intelligent.

Crash-Diät – Vorsicht Herzinfarkt

Vorsicht vor extremen Crash-Diäten! US-Mediziner haben herausgefunden: Wer in kurzer Zeit viel abnimmt, erhöht das Risiko für einen Herzinfarkt. Das schützende, (gute) HDL-Cholesterin sinkt nämlich bei extremen Gewichtsschwankungen rasant. Damit gewinnt das gefährliche (böse) LDL-Cholesterin die Oberhand.

D

Darm

Der Darm ist mit einer Oberfläche von etwa 150 Quadratmetern das größte Organ des Menschen und stellt etwa 80 Prozent des Immunsystems. Er ist das größte Kontaktorgan zwischen dem Innern des Menschen und seiner Umwelt. Großen Einfluss auf das gesunde Gleichgewicht der verschiedenen Bakterienarten im Darm hat die Ernährung. Ballaststoffe, Milchzucker und Substanzen in fermentierten Lebensmitteln (Joghurt, Sauerkraut) unterstützen den Aufbau einer gesunden Darmflora. Eine große Rolle kommt auch den Ballaststoffen zu, die eine wichtige Nahrungsquelle für die »guten« Darmbakterien sind.

Darmkatarrh

Erkältungen treten oft auch in Form eines Darmkatarrhs mit Durchfall auf. Bevor Sie zur chemischen Keule greifen, probieren Sie besser dieses Rezept, mit dem Sie rasch wieder fit sind: *Geben Sie eine Prise Zimtpulver und eine Prise Cayennepfeffer in einen Topf mit heißem Wasser. Lassen Sie das Ganze 20 Minuten köcheln. Nehmen Sie von diesem Gemisch jede Stunde zwei Esslöffel voll ein.*

Datteln

Sind Sie tagsüber mitunter auch übermüdet und erschöpft? Dann kauen Sie einfach drei Datteln. Der hohe Kohlenhydratanteil dieser Frucht besteht hauptsächlich aus leicht verdaulichem Invertzucker, der bereits im Mundspeichel gelöst und sofort von den Mundschleimhäuten aufgenommen wird. Daher stärken drei Datteln die Denkkraft. Man ist schnell wieder fit.

Diät – Buttermilch statt Milch

Buttermilch enthält die gesunden Inhaltsstoffe der Milch, aber nur maximal ein Prozent Fett. Es kann deshalb sinnvoll sein, besonders während einer Diät, öfter ein Glas Buttermilch statt Milch zwischendurch zu trinken. Mixen Sie sich beispielsweise eine halbe Salatgurke mit einem Glas Buttermilch: Dieser Drink, der nur etwa 50 Kalorien enthält, stillt den Hunger und entschlackt.

Diät – Die Konzentration leidet

Wer eine strenge Diät durchführt, muss mit Konzentrationsstörungen rechnen, die von der verminderten Kalorienaufnahme herrühren. Also möglichst nicht Auto fahren.

Diät – Ernährungsumstellung wirkt langfristig

Viele Menschen wollen schnell abspecken und lassen sich zu extremen Diäten mit einseitiger Ernährung hinreißen. Damit werden Herz und Kreislauf unnötig gefährdet, während das Gewicht sich spätestens kurz nach der Diät wieder auf dem Ausgangspunkt einpendelt. Erfolgreich ist nur, wer langfristig seinen Speiseplan umstellt mit einer Vollwertdiät inklusive reichlich Obst und Gemüse sowie viel Flüssigkeit.

Diät – Faserstoffe machen lange satt

Die in pflanzlicher Nahrung enthaltenen Faserstoffe helfen dabei, schlank zu bleiben: Sie quellen im Magen auf und beschleunigen die Verdauung. So kommen Hungergefühle erst gar nicht auf. Schälen Sie zum Beispiel Orangen und Mandarinen nicht mehr akkurat, sondern essen Sie ruhig etwas von der weißen Haut mit. Ebenfalls viele Faserstoffe enthalten Bananen. Sie gelten unter den Obstsorten als Sattmacher Nummer eins, machen dabei aber nicht dick.

Diät – Menthol gegen Heißhunger

Der Heißhunger auf Süß verdirbt manchem die schönsten Diätpläne. Gehen Sie ins Badezimmer und gurgeln Sie mit einem

Glas Wasser, dem Sie ein paar Tropfen Mundwasser mit Menthol beigeben oder putzen Sie die Zähne mit einer Pfefferminzzahnpasta.

Diät – Sonnenstrahlen gegen den Hunger
Eine Diät fällt im Sommer leichter, wenn man – mäßig – Sonne tankt. Der Aufenthalt in der Sonne bremst den Appetit.

Diät – Vorsicht in der Sauna!
Wer abnehmen möchte und gerade eine strenge Diät macht, also viel hungert, der darf auf keinen Fall in die Sauna gehen. Der Flüssigkeitsentzug beim Schwitzen schwächt den Stoffwechsel. Es kann zu Atemnot und schweren Kreislaufstörungen kommen.

Diät – Zuviel schadet
Übertriebenes Abspecken kann zu Depressionen, Aggressionen, zu Störungen und Irritationen des Liebeslebens führen.

Diätfrust
Haben Sie schon mehrere Diäten hinter sich und denken ständig daran, dass Sie eigentlich abnehmen müssten? Versuchen Sie zunächst, sich selbst nicht mehr so unter Druck zu setzen. Der ständige Gedanke an das verbotene Essen steht Ihren Zielen nur im Weg. Ein erster Schritt kann deshalb sein, sich nicht mehr täglich zu wiegen, sondern höchstens einmal in der Woche.

Diättermin
Die meisten orientieren sich an vier Abspeck-Terminen im Jahr: Erstens nach den Weihnachtsfeiertagen zum Jahresbeginn, weil man zum Fest zu viel gegessen hat. Zweitens wenn der Frühling beginnt. Drittens kurz vor den Sommerferien wegen

der Strandfigur. Viertens heißt es nach den Ferien: »Der Urlaubsspeck muss weg!« Nur wenige, und das sind die besonders Klugen, bemühen sich, im November, zu Beginn der kalten Jahreszeit, Pfunde abzubauen. Der fünfte Abspeck-Termin ist der wichtigste! Jedes Kilo weniger macht das Immunsystem stärker und schützt vor Erkältungskrankheiten. Wer vor dem Winter abnimmt, hat weit größere Chancen, gesund durch die kalten Monate zu kommen.

Dickdarmkrebs

Ein Pflanzenaktivstoff mit Namen Quercetin in der schwarzen Johannisbeere senkt das Risiko für Dickdarmkrebs. Das Quercetin bildet positive Darmbakterien, die Krebserreger einfangen und inaktiv machen.

Dill – Vielseitiges Gewürz

Es geht nichts über aromatisches, frisches, heimisches Dillkraut. Man streut die Dillspitzen auf den Salat, mixt sie in den Quark oder Frischkäse. Man isst Dillkartoffel anstatt Petersilienkartoffel und man genießt Dillsoße als Beilage zu Fleisch- oder Fischspeisen.

Dill – Wohltat für Leber und Galle

Wenn man frische Dillspitzen im Kopfsalat oder im Gurkensalat isst, dann schmeckt das nicht nur sehr gut, sondern fördert auch die Verdauung. Das ist auch ein Superservice für Leber und Galle. Die Leber wird bei ihrer Entgiftungsarbeit unterstützt und der Gallenfluss gefördert.

Dilltee

Mit Dilltee kann man Schluckauf bekämpfen. Stillende Mütter können den Milchfluss fördern. Wenn man den Tee mit etwas Honig oder Ahornsirup süßt, fördert er das Einschlafen.

D

Dinner-Cancelling

Man kann Jahre des Lebens gewinnen und bleibt gesund, wenn man »Dinner-Cancelling« betreibt: Zwei- bis dreimal pro Woche nimmt man die letzte Mahlzeit um 16 Uhr ein. Danach darf man nur noch trinken, am besten Johanniskrauttee. Das ist die beste Erholung, der optimale Jungbrunnen für alle Organe. Dabei wird reichlich Melatonin produziert. Dieses Hormon bremst das Altern. Die Immunkraft wird gestärkt. Die Körpertemperatur wird gesenkt.

Das ist wichtig für einen erholsamen Schlaf und für die Regeneration.

Dreck reinigt den Magen

Diese alte Volksweisheit ist gar nicht so verkehrt. Machen Sie sich keine übermäßigen Sorgen, wenn Ihr Kind hin und wieder schmutzige Finger in den Mund steckt und auch sonst Kontakt mit Schmutz hat. Forschungen an der Universität Erlangen haben ergeben: Eine gesunde Portion Schmutz trainiert das Immunsystem. Das gibt im Erwachsenenalter starke Abwehrkräfte.

Duft

Haben Sie Lieblingsblumen? Dann kaufen Sie sich wieder mal welche und genießen Sie den Duft. Solche Düfte setzen Glückshormone frei.

Durchblutung

Damit Sie möglichst wenig frieren, sollten Sie regelmäßig die Durchblutung im ganzen Körper aktivieren:

Massieren Sie mit dem Zeige- und Mittelfinger in kreisenden Bewegungen den gesamten Fuß (nackt), beginnend bei den Zehen. Danach umfassen Sie fest jede Zehe, ziehen und drücken sie.

Durchfall

Heidelbeeren und Heidelbeersaft haben viele Vorteile: Sie bauen nach einer Darminfektion wieder die angegriffenen Darmschleimhäute auf und eliminieren Restbakterien. So helfen sie gegen Durchfall. Trinken Sie nach einem Darmkatarrh jeden Tag ein Glas Heidelbeersaft ohne Zucker.

Durstlöscher, die keine sind

Kaffee und Tee empfinden viele als anregend. **Aber Vorsicht:** Bohnenkaffee und Schwarztee sind keine geeigneten Durstlöscher. Sie treiben zu sehr, schaffen im Körper ein Flüssigkeits- und Salzdefizit.

Duschen

Duschen Sie niemals zu heiß. Sie zerstören damit den schützenden Fettfilm der Haut. Besonders günstig für Herz und Kreislauf: Zum Schluss ein kalter Guss.

E

Eier – Vorsicht, Salmonellen!

Essen Sie gern gebackene oder gekochte Eier und wollen auch im Urlaub nicht darauf verzichten? In fremden Ländern sollten Sie vorsichtig sein und Spiegeleier beidseitig braten lassen. Auch Rühreier sollten durchgegart und Frühstückseier hart gekocht sein. Das Eigelb ist dann zwar überwiegend fest. Aber Sie haben damit die Gefahr einer Salmonellen-Infektion gebannt.

Eier haben wertvolle Inhaltsstoffe

Viele Menschen denken, Eier schaden der Gesundheit. Eier sind jedoch sehr wertvolle Nahrungsmittel, sie enthalten die Vitamine A, C, D, E und K, die Vitamine der Gruppe B, dazu viele wichtige Mineralstoffe. Außerdem enthalten Eier Lezithin, die wichtigste Gehirnnahrung. Auch das gefürchtete Cholesterin im Eigelb ist nicht ausschließlich etwas Schlechtes: Es baut das Nervengewebe auf und ist für die Bildung der Sexualhormone wichtig. Wer also seinen Eierkonsum bei wöchentlich zwei bis drei Eiern hält, darf beispielsweise Ostern auch einmal über die Stränge schlagen.

Eigenlob

Viele Menschen neigen dazu, mit sich selbst zu hart ins Gericht zu gehen, sich ständig der eigenen Schwächen bewusst zu sein. Das schwächt aber auf Dauer noch mehr. Klopfen Sie sich daher einmal richtig selbst auf die Schulter, und zwar mit folgender Übung: Schreiben Sie alles auf, was Ihnen an sich selbst gefällt, Ihre positiven Charaktereigenschaften, Erfolge, Aussehen etc. Notieren Sie möglichst viele und exakte Eigenschaften und staunen Sie über sich selbst.

Einkaufen

Wenn Sie einkaufen gehen, dann tun Sie das niemals mit hungrigem, leerem Magen. Sie tragen dann viel zu viel Nahrungsmittel nach Hause oder erliegen der Versuchung, schnell noch eine Currywurst an der Imbissbude zu essen. Wer ohne Hunger in den Supermarkt oder zum Kaufmann geht, wählt bescheidener aus.

Einschlafhilfe

Spaghetti mit Tomatensoße, Naturreis mit grünen Erbsen oder ein Glas warme Milch mit Honig sind Supermahlzeiten zum Einschlafen. Gewürze, die beim Einschlafen helfen: Dill, Anis, Fenchel, Kümmel.

Wenn Sie viel erledigen müssen und schwache Nerven haben, dann sollten Sie einmal am Tag Kopfsalat essen. Im weißen Saft des Strunks und der Blätter befindet sich der Wirkstoff Lactucarium. Er wirkt beruhigend, stärkt die Nerven und fördert abends das Einschlafen.

Einschlafprobleme

Wer nach einer anstrengenden, stressreichen Woche Einschlafprobleme hat, sollte es mit folgendem Naturrezept versuchen: *Lassen Sie jeweils 50 Gramm Hopfenzapfen und Haferkraut, 80 Gramm Gänsefingerkraut und 40 Gramm Silberweidenblätter in der Apotheke mischen. Drei gehäufte Esslöffel davon werden mit einem halben Liter dunklem Bier aufgekocht. Das Ganze 15 Minuten ziehen lassen und 30 Minuten vor dem Zubettgehen trinken.*

Einschlafprobleme – Ernährung, die den Schlaf fördert

Jeder vierte Deutsche kann abends nicht einschlafen. Gehören Sie dazu? Bevor Sie zu Tabletten greifen, versuchen Sie diesen Ernährungstrick: Essen Sie am Vormittag Müsli aus Vollkornflocken, zwei Kiwis, eine Orange, mittags einen großen Teller mit grünem Blattgemüse oder Salat. Sie tanken damit Vitamin B6, Vitamin C und Magnesium. Das macht abends schlafbereit.

Einschlafprobleme – Für warme Füße sorgen

Jeder Dritte in Deutschland hat abends Einschlafprobleme. Viele greifen – ohne mit dem Arzt zu sprechen – zu starken Medikamenten mit Nebenwirkungen. Dabei würde bei vielen auch ein heißes Fußbad helfen. An der Universitätsklinik in Basel hat man getestet: Mit warmen Füßen schläft man bereits nach zehn Minuten, mit kalten erst nach 30 Minuten ein.

Einschlafprobleme – Leichtes Essen und kein Alkohol

Wenn Sie abends nicht einschlafen können: Machen Sie einen Abendspaziergang. Essen Sie abends nicht schwer. Eine fette Abendmahlzeit kann zu Ein- und Durchschlafstörungen führen. Trinken Sie keinen Alkohol. Der Alkohol belastet während des Schlafs das Nervensystem und den gesamten Organismus, der mit dem Abbau des Alkohols beschäftigt ist. Man wacht schneller wieder auf, schläft insgesamt unruhig und die wichtigste Schlafphase, der REM-Schlaf, wird unterdrückt.

Einschlafprobleme – Tannennadeltee wirkt Wunder

Jeder vierte Deutsche hat Probleme mit dem Einschlafen und mit dem Durchschlafen. Das kann mit der Zeit zu schweren organischen Störungen oder zu Depressionen führen. Millionen Menschen greifen zu Tabletten mit starken Nebenwirkungen. Das ist nicht nötig. Die Natur wartet mit vielen wirksamen Rezepten auf. Sie werden staunen, was es da für Möglichkeiten gibt. Mein Rat: Einfach ausprobieren!

Holen Sie sich beim Blumenhändler oder aus dem eigenen Garten eine Hand voll Tannennadeln. Sie müssen extrem gut gewaschen werden. Dann zerdrücken Sie die Nadeln unter einem Nudelbrett. Ein gehäufter Teelöffel Tannennadeln wird mit einer Tasse kochendem Wasser übergossen. Ein bis zwei Minuten ziehen lassen, dann durchseihen. Etwa 30 Minuten vor dem Zubettgehen lauwarm mit – etwas Honig gesüßt – trinken. Sie werden viel besser schlafen.

Einschlafstörung – Das Richtige zum Abendbrot
Bei Einschlafstörungen empfiehlt es sich, zum Abendbrot Naturprodukte zu essen, die reich sind am Schlafhormon Melatonin und am Botenstoff Serotonin, der glücklich macht. Hilfreich sind: Avocados, Bananen, Birnen, Datteln, Walnüsse, Erbsen, Naturreis, Haferflocken, Champignons, Sellerie, Vollkorn-Teigwaren, Pellkartoffeln und Nüsse.

Einschlafstörung – Sport fördert den Schlaf
Haben Sie abends nach einem arbeitsreichen Tag Schwierigkeiten mit dem Einschlafen? Können Sie nicht durchschlafen? Dann sollten Sie jeden Tag vor dem Abendessen 30 Minuten Freizeitsport treiben: Laufen, Wandern, Rad fahren, Gymnastik.

Eis
Wer gern Speiseeis genießt, frönt seiner Leidenschaft, solange die Eisdielen offen sind. **Aber Vorsicht vor Kalorienbomben!** Ein Beispiel: Ein Eis am Stiel mit innen Vanille und außen Schokolade hat etwa 300 Kalorien. Hingegen hat ein Fruchteis am Stiel bloß 150 Kalorien, also nur die Hälfte.

Eisen
Wer aus Blattgemüse, Hähnchenfleisch und Hülsenfrüchten Eisen tanken möchte, der sollte dazu ein Glas Orangensaft trinken. Das Vitamin C verbessert die Eisenaufnahme, Schwarztee hingegen blockiert sie.

Eisenmangel
Jeder fünfte Mitteleuropäer und vor allem Frauen leiden häufig unter Eisenmangel, fühlen sich erschöpft und ausgelaugt. Beugen Sie einem Eisenmangel vor. Essen Sie Sonnenblumenkerne, Rote Bete, Soja. Streuen Sie auf eine Scheibe gebuttertes Vollkornbrot fünf Esslöffel klein gehackten Schnittlauch. Sinnvoll ist

die Kombination von Kartoffeln mit Quark. Auch Möhren, Kürbis, Grünkohl und Spinat sind gute Eisenlieferanten.

Eisgetränk

Wenn Sie vor der Wahl stehen, Eiskaffee oder Eistee, dann sollten Sie wissen: Eine Portion Eiskaffee bringt 375 Kalorien, dieselbe Menge Eistee hingegen nur 68 Kalorien.

Eisschlecken

Speiseeis sollte man nicht mit der Zunge gegen den Gaumen drücken. Das kann zu Kopfschmerzen führen.

Elektrosmog

Wir leiden nicht nur unter den Umweltbelastungen, die wir sehen, riechen oder schmecken können. Auch die unsichtbaren Einflüsse nehmen zu. Dazu gehört in der Zeit der intensiven Telekommunikation und Computerarbeit der Elektrosmog. – Kann man etwas dagegen tun? Man kann. Die ätherischen Öle der Lavendelblüten sind eine wichtige Kraft gegen den Einfluss des Elektrosmogs. Das haben amerikanische Naturwissenschaftler an der Universität von Texas nachgewiesen. Wer viel mit dem Mobiltelefon telefoniert, tagsüber stundenlang am Computer sitzt, zwischendurch schnell mal was in der Mikrowelle aufwärmt und abends viel Fernsehen schaut, der sollte sich zwischendurch immer wieder ein paar Tropfen Lavendelöl auf den Schläfen, auf der Stirn oder im Nacken einreiben.

Energie tanken

Ein Esslöffel Schlehdornsaft in einem Glas Wasser macht wieder fit.

Probieren Sie einmal diesen Fitmachertee, der warm wie auch kalt getrunken ein Genuss ist: Drei gehäufte Esslöffel Hagebut-

ten-Hibiskustee-Mischung und eine Zimtstange mit einem Liter kochendem Wasser übergießen, fünf Minuten ziehen lassen. Den Saft von ein bis zwei Zitronen zugeben, nach Geschmack süßen.

Energy-Drink

Es gibt viele Sport-Energie-Getränke. Aber: Hätten Sie nicht Lust, sich einmal Ihren ganz persönlichen Krafttrunk für den Freizeitsport zu mixen?
Verrühren Sie einen Esslöffel Zucker und eine Prise Salz in etwas heißem Wasser. Dann geben Sie einen Esslöffel Orangensaft und zwei Esslöffel Zitronensaft dazu. Das Ganze gießen Sie nun mit kaltem Wasser auf einen Viertelliter auf.

Enteroplant-Therapie

Sensible Menschen leiden bei einem plötzlichen Kälteeinbruch oder bei sehr feuchtem Wetter oft an einer Magen-Darm-Verstimmung. Auch leichte Infektionen tun oft große Wirkung; unangenehm ist das allemal.
Ein wirksames Rezept dagegen: eine Tasse Pfefferminztee. Zwei Teelöffel getrocknete Pfefferminzblätter mit einem Viertelliter kochendem Wasser übergießen, zugedeckt zehn Minuten ziehen lassen. Anschließend durchseihen und abkühlen lassen. Lauwarm und in kleinen Schlucken trinken.
Kapseln, die eine Mischung von Pfefferminzöl und Kümmelöl enthalten, lindern ebenfalls. Man spricht in der Naturmedizin von einer Enteroplant-Therapie.

Entgiften

Wenn Nebel über den Straßen liegt, atmen wir im täglichen Stau viele Schadstoffe ein. Wenn jemand dann auch noch raucht, hat er jede Menge Gifte im Körper. Was tun? Essen Sie zweimal wöchentlich ein Gericht mit Brokkoli. Der Wirkstoff

Sulforaphan in dem Kohlgemüse schützt uns vor den schädlichen Umweltschadstoffen und senkt das Krebsrisiko. Das hat man an der John Hopkins Universität in Baltimore, USA, herausgefunden.

Entschlacken – Tee schwemmt Giftstoffe aus

Aktivieren Sie die Nieren: Trinken Sie drei Wochen täglich drei Tassen Löwenzahnwurzeltee. Alternativ eignen sich zu einer Frühjahrs-Entschlackungskur auch Brennnesseltee oder Mariendisteltee. Es ist jedoch sinnlos, eine Kräuterteekur länger als drei Wochen durchzuführen. Danach gewöhnt sich der Körper daran, und die Wirkung bleibt aus.

Entschlacken – Wasser spült von innen

Die einfachste Entschlackungs- und Entgiftungskur der Welt stammt vom deutschen Arzt und Naturheiler Dr. Hahn. Er entdeckte, dass der Reiz von regelmäßig getrunkenem Wasser genügt, den Organismus von abgelagerten Giften und Schlacken zu befreien. Trinken Sie zwei Wochen lang tagsüber jede Stunde einen Viertelliter Leitungs- oder mildes Mineralwasser in kleinen, langsamen Schlucken.

Entschlacken mit Trauben

Trauben sind reich an Ballaststoffen, liefern viel Glukose und geben uns daher schnelle Energie. Man kann mit Trauben, aber auch zum Beispiel mit einer Trauben-Wochenendkur wunderbar entschlacken und abnehmen: *Essen Sie jeweils am Samstag und am Sonntag ein bis eineinhalb Kilo süße, reife Trauben über den Tag verteilt. An jedem Tag zusätzlich zwei bis drei Liter stilles Mineralwasser trinken. Dazu morgens eine Tasse Kaffee oder Tee, eine Scheibe Knäckebrot mit drei Esslöffeln Quark. Mittags bei großem Hunger zusätzlich zwei gedämpfte Kartoffeln.*

Entspannung – Gesichtsgymnastik gegen Kopfschmerzen
Wer an Kopfschmerzen leidet, sollte zuerst mit Gesichtsgymnastik dagegen ankämpfen. Das geht so: Ziehen Sie Ihre Stirn fünf Sekunden lang fest in Falten. Dann entspannen Sie sich wieder. Die Übung muss fünf- bis zehnmal wiederholt werden. Der Wechsel von Spannung und Entspannung wirkt wie ein Medikament, weil dabei die Schmerzleitung in den Nerven gestört wird. Auf diese Weise vergeht die Schmerzattacke meist schnell.

Entspannung – Isotonische Übung für zwischendurch
Diese Entspannungsübung für Körper und Seele können Sie jederzeit zwischendurch einschieben: Handflächen eine Minute fest gegeneinander pressen. Dabei bewusst tief und ruhig ein- und ausatmen.

Entspannung – Lavendel für positives Denken
Dauert Ihnen der Winter zu lange? Trinken Sie täglich zwei Tassen Lavendelblütentee. Die aus Persien stammende Heilpflanze enthält bis zu 45 Prozent Linalyl-Azetat. Es beruhigt die Nerven, löst Verkrampfungen, entspannt, tröstet bei einem seelischen Tief, macht Mut und fördert die Ausschüttung des Hormons Serotonin für positives Denken.

Entspannung – Mais macht locker
Mais ist so reich am Vitamin B1, dem Nervenvitamin, wie kein anderes Gemüse. Er enthält auch das Spurenelement Mangan, das gemeinsam mit dem Vitamin B1 beruhigend und ausgleichend wirkt. Mais bietet viel Magnesium. Das macht locker und entspannt.

Entspannung – Rosenöl fördert den Schlaf
Berufliche Belastungen werden in der lichtarmen Jahreszeit mehr und mehr als Stress empfunden. Sie machen nervös und

stören den Schlaf. Da können die ätherischen Öle der Rose helfen. Sie wirken über das limbische System im Gehirn, beruhigen und entspannen und fördern so den Schlaf. Stellen Sie in Ihrem Wohnraum sowie im Schlafzimmer eine Dessertschale mit einem feuchten Wattebausch auf und geben Sie fünf Tropfen Rosenöl darauf. Sie atmen dann ständig die beruhigenden Öle aus der Raumluft ein.

Entspannung – Zu sich selbst finden

Stärken Sie Ihre Nerven. Diese Übung lässt sich zwischendurch immer einschieben und entspannt Geist und Augen: Blicken Sie in die Wolken. Beobachten Sie eine Weile ganz ruhig, wie sie vorüberziehen, und versuchen Sie, Muster, Formen und Gestalten auszumachen. Entspannung am Abend für erholsamen Schlaf: Genießen Sie ein Wannenbad mit Lavendel-Zusatz.

Erbsen

Die Erbse ist eine Vital-Bombe aus dem Gemüsebeet. Sie gibt im Alltag Durchhaltekraft. **Tipp:** Ein Spritzer Zitrone im Kochwasser erhält die saftig grüne Farbe der Erbsen. Erbsen eignen sich auch gut zum Einfrieren: Kurz blanchiert behalten sie ihre Farbe auch im Gefrierfach.

Erdbeeren – Frisch und süß zugleich

An heißen Tagen bringt Sie ein Dessert aus 200 Gramm frischen Erdbeeren mit zwei Teelöffeln Honig am besten über den Tag.

Erdbeeren – Köstliche Desserts

Servieren Sie die geviertelten Früchte, übergossen mit einem Becher Vanillejoghurt oder richten Sie Erdbeeren, in Scheiben geschnitten, rund um eine Kugel Vanilleeis an.

Erdbeeren – Muntermacher für Jung und Alt

Wir sollten Erdbeeren zum Frühstück genießen. Sie sind ein Muntermacher. Also ideal für Schulkinder und was für unsere Kinder gut ist, lässt auch uns gut in den Tag starten.

Erdbeeren und Spargel

Beide von nobler Herkunft begegnen sie sich durchaus auch auf demselben Teller: als Salat aus Spargel, Erdbeeren, Kopfsalat, Brunnenkresse, Champignons und einer Vinaigrette (Walnuss- und Sonnenblumenöl und Rotweinessig).

Erdbeeren – Wohlschmeckende Naturarznei

Sie sind vom Mai bis Juli die beliebteste Obstsorte: die duftenden Erdbeeren aus heimischem Anbau. Wir genießen sie, weil sie uns schmecken. Doch Erdbeeren sind auch eine interessante Naturarznei. Die Erdbeere hat mehr Vitamin C als die Zitrone oder die Orange. Sie schützt uns vor Sommererkältungen. Sie liefert reichlich Folsäure für Herz und Kreislauf und fürs Blut. Sie enthält Kalium gegen erhöhten Blutdruck.

Erdbeeren für die Liebeskraft

Erdbeeren gehören zu den beliebtesten Obstsorten. Sie schmecken köstlich, sind aber auch sehr gesund. Dabei ist die Erdbeere ein »schlankes« Obst: 150 Gramm Erdbeeren enthalten den Tagesbedarf an Vitamin C, jedoch nur 53 Kalorien. Die Erdbeere stellt mit ihren Gerbstoffen, Schleimstoffen, Säuren und ätherischen Ölen ein natürliches Antibiotikum dar, das entzündlichen Prozessen im Organismus entgegenwirkt. Das Mangan in der Erdbeere ist zudem wichtig für den Stoffwechsel, die Nerven, das Gehirn. Hinter Müdigkeit steckt zum Beispiel oft ein Mangan-Mangel: Dagegen hilft ein Teller voll mit reifen Erdbeeren. Auch kann man mit Erdbeeren-Essen deutlich die Liebeskraft stärken.

Erfrischungstrunk

Ein schneller Erfrischungstrunk für den Sommer: Ein Liter Wasser, je nach Geschmack zwei bis drei Esslöffel Honig einrühren, dazu den Saft einer Zitrone.

Erholung bewahren

Nach dem Urlaub kommen wieder viele Alltagsprobleme und berufliche Anforderungen auf uns zu. Dafür müssen wir uns geistig fit machen.

Amerikanische Wissenschaftler haben herausgefunden: Wer täglich zwei Stunden Musik hört, stärkt sein Gehirn und hat mehr Konzentration und Geistesgegenwart als andere.

Setzen Sie sich nach dem Urlaub nicht gleich wieder unter Druck. Der Zwang zur Anpassung, Leistung, Ordnung und Disziplin kann krank machen. Wichtig ist Ihr inneres Gleichgewicht – sowohl körperlich als auch seelisch.

Also gönnen Sie sich nach Phasen erhöhter Anspannung zum Ausgleich Ruhe und Entspannung. Verschaffen Sie nicht nur Ihrem Körper Erholung, sondern sorgen Sie auch in Ihrem Kopf für Ruhe.

Erholung finden

Nach einem anstrengenden Tag bringt eine Tasse Goldmelissentee schnelle Erholung.

Erkältung – Ausreichend schlafen beugt vor

Wenn Sie sich vor Erkältungen schützen wollen, müssen Sie auf einen tiefen, ungestörten und ausgiebigen Schlaf achten: mindestens acht Stunden pro Nacht.

Während wir schlafen, herrschen optimale Arbeitsbedingungen für unser Immunsystem. Es kann alle Viren und Bakterien, mit denen wir tagsüber konfrontiert werden, in Ruhe bekämpfen.

Erkältung – Bewährtes Hausmittel: Hühnersuppe
Die kalte Jahreszeit ist auch Erkältungszeit. Was soll ich bei einer Erkältung essen und trinken, damit ich schnell wieder gesund werde? Die Devise lautet: Mehr trinken als essen. Jeden Tag zwei bis drei Liter stilles Mineralwasser oder ungesüßten Kräutertee, zum Beispiel Hagebuttentee oder Melissentee. Das Wasser nicht zu kalt, die Kräutertees nicht zu heiß.
Verzichten Sie auf deftige Fleischspeisen. Hingegen gilt Hühnersuppe seit Jahrhunderten als Arznei gegen Erkältungen. Warum dieses alte Hausmittel hilft? Hühnerfleisch enthält große Mengen an leicht aufnehmbarem Zink. Dieses Spurenelement stärkt die Immunkraft und hat sich im Kampf gegen Erkältungen bewährt. Außerdem liefert Hühnerfleisch die Energiesubstanz Niazin, die uns schnell wieder zu Kräften kommen lässt. Essen Sie jeden Tag einen Teller Suppe.

Erkältung – Frühzeitig behandeln
Eine Erkältung lässt sich manchmal abwenden, wenn man gleich reagiert: Einen halben Liter Lindenblütentee trinken, anschließend zum Schwitzen ins Bett legen. So werden die Abwehrkräfte mobilisiert.

Erkältung – Fußbad oder heiße Dusche schützen
Ein weiteres einfaches Mittel zum Schutz vor einer Erkältung ist heißes Wasser: abends ein heißes Fußbad – 15 Minuten lang – oder morgens eine heiße Dusche – 10 Minuten lang. Dabei sollte das Wasser vor allem auf die Wirbelsäule auftreffen. Wer Zeit hat, kann auch vor dem Zubettgehen ein heißes Wannenbad mit Eukalyptusöl genießen.

Erkältung – Meerrettich bekämpft Bakterien
Wenn Sie sich eine Erkältung eingehandelt haben und diese möglichst schnell loswerden wollen, sollten Sie oft Meerrettich

in den Speiseplan einbauen: am besten frisch gerieben in der Suppe, zu etwas Schinken und aufs sparsam bestrichene Vollkorn-Butterbrot. Meerrettich hemmt und bekämpft Erkältungsviren und killt Bakterien in den Atemwegen.

Erkältung – Reden Sie drüber
Haben Sie eine Erkältung und müssen zu Hause das Bett hüten? Dann greifen Sie, wenn Sie sich besser fühlen, zum Telefon und rufen Sie gute Freunde an. Erzählen Sie ihnen von Ihrer Unpässlichkeit in allen Details. Amerikanische Studien haben ergeben: Wer über seine Krankheit mit anderen redet, wird schneller gesund.

Erkältung – Rote Bete für die Abwehr
Rote Bete ist besonders im Winter sehr wichtig für unsere Gesundheit. Der Farbstoff der Wurzel, das Betanin, gehört zur Gruppe der Anthocyane. Er kann Krankheitserreger bekämpfen, die Erkältungen verursachen. Das Betanin macht Viren und Bakterien inaktiv und fördert ihren Abtransport aus dem Körper. Dadurch können die natürlichen Abwehrkräfte wieder Oberhand gewinnen.

Erkältung – Vitamin-C-Stoß mit Zitronensaft
Beim ersten Niesen sollte man gleich reagieren: Trinken Sie einen Liter heißes Wasser mit dem Saft einer halben Zitrone. Erkältung überstanden? Der tägliche Konsum von einem Viertelliter Traubensaft fördert das Gesundwerden.

Erkältung – Vorbeugen mit Hagebuttentee
              und Sanddornsirup
Beugen Sie Erkältungen bei Kindern vor, indem Sie ihnen regelmäßig natürliches Vitamin C anbieten. Es ist wichtig, dass wir gleich am Morgen reichlich Vitamin C zu uns neh-

men. Am schnellsten gelangt das Vitamin aus einer flüssigen Quelle in den Körper. Trinken Sie einen halben Liter Hagebuttentee oder Sanddornsirup mit Wasser aufgegossen. Trinken Sie langsam, lassen Sie jeden Schluck auf die Mundschleimhäute einwirken.

Erkältung – Wassertreten beugt vor
Jeden Morgen Wassertreten ist eine sinnvolle Vorbeuge-Maßnahme gegen Erkältungen. Es sorgt für eine bessere Durchblutung, regt den Kreislauf an und stärkt das Immunsystem. **Achtung**: Nach dem Wassertreten die Beine gut abfrottieren und warm anziehen.

Erkältung – Wohlschmeckender Schutz
Kauen Sie ein Stück Bienenwabe, in Honig getaucht. Besorgen Sie sich am besten so genannten Wabenhonig, der schon Wabenstückchen enthält.

Erkältung – Zwiebelsäckchen hemmt Entzündung
Wenn Kinder erste Anzeichen einer Erkältung zeigen, dann sollte man das Geschehen mit einem alten Hausmittel stoppen. Schneiden Sie eine Zwiebel in Scheiben, erhitzen Sie diese in kochendem Wasser oder in der Backröhre, wickeln Sie die warmen Zwiebelstücke in zwei Taschentücher ein, befestigen Sie das Säckchen mit Mullbinden an den Füßen des Kindes und ziehen Sie Wollsocken darüber. Die ätherischen Öle werden von der Haut an den Füßen rasch aufgenommen und wirken entzündungshemmend.

Erkältung vorbeugen
Wenn rundum alle erkältet sind, sollten Sie mehrmals am Tag die Hände waschen und sich öfters die Zähne putzen. Gurgeln Sie anschließend mit Salbeitee oder mit Wasser, in das Sie eini-

ge Tropfen Teebaumöl gegeben haben. Sprühen Sie sich zwischendurch öfters Salzwasser in Mund und Nase. Wenn es Sie doch erwischt hat und Sie erste Anzeichen einer Erkältung spüren: Nehmen Sie ein heißes Fußbad, trinken Sie dazu zwei Tassen Holunderblütentee.

Ernährung – Einheimisches Obst bevorzugen
Kaufen Sie frisches Obst und Gemüse möglichst in der Saison. Sie schonen damit Ihren Geldbeutel und die Umwelt, denn lange Transportwege und Energie für das Beheizen von Treibhäusern entfallen.

Ernährung – Kaninchen statt Lamm
Wenn Sie im Gasthaus kalorienbewusst essen wollen, dann sollten Sie wissen: Wenn Kaninchenbraten und Lammbraten angeboten werden, entscheiden Sie sich für den Kaninchenbraten. Eine Portion hat 125 Kalorien, der Lammbraten hingegen hat etwa 260 Kalorien.

Ernährung – Viel Gemüse, wenig Fleisch
Eine Studie an der Berkeley Universität, Kalifornien, USA, hat übrigens nachgewiesen, dass die so genannten Halb-Vegetarier am gesündesten leben, also Menschen, die regelmäßig Gemüse, Getreide, Obst und Milchprodukte mit kleinen Portionen Rindfleisch, Geflügel und Fisch anreichern. Sie haben ein vermindertes Risiko für Herzerkrankungen, Krebs, Diabetes und Verdauungsstörungen.

Ernährung – Vollkornbrot liefert Vitalstoffe
Wenn Sie einen wertvollen Beitrag für die gesunde Ernährung leisten wollen, dann sollten Sie in Ihrer Freizeit zu Hause Vollkornbrot backen. Das Ergebnis liefert dem Organismus wertvolle Vitalstoffe und fördert die Verdauung.

Ernährungsfehler meiden
Rauchen stärkt zwar in den ersten Minuten die Konzentration, raubt aber dann dem Gehirn viel Sauerstoff und blockiert es. Wer viel Bohnenkaffee trinkt und dazu nichts isst, wird müde. Bananen beruhigen allzu sehr. Sie bremsen die geistige Arbeit aus.

Ernährungsrituale einüben
Versuchen Sie, viele gesunde Ernährungsprinzipien zur täglichen Gewohnheit werden zu lassen, zum Beispiel Tee immer ohne Zucker zu trinken, jeden Tag Müsli zu essen, jeden Tag mindestens ein Stück Obst, einmal in der Woche ein Fischgericht, Brötchen nur samstags, Pausenbrote ohne Butter, aber mit Salat zubereiten. Wer sich auf Dauer gesünder ernähren möchte, sollte gleichzeitig mit Gelassenheit an die Sache herangehen. Ganz-oder-gar-nicht-Maximen führen meist dazu, dass das Vorhaben aufgegeben wird. Keine Schokolade mehr zu essen ist schwer durchzuhalten, und wenn dann gesündigt wird, heißt es schnell: »Jetzt ist auch alles egal.«

Ernährungssünden – Einmal ist keinmal
Wer sich ansonsten gesund ernährt, dessen Körper wird mit Ernährungssünden zu besonderen Tagen spielend fertig. Für den Alltag jedoch gilt: Süße und fette Speisen öffnen über Enzyme die Fettzellen für die Aufnahme von Fett, versperren aber für einige Stunden seine Abgabe. Die Folge ist, dass zum Beispiel ein Schokoriegel oder ein Stück Sahnetorte viel dicker machen können, als es ihrer eigentlichen Kalorienmenge entspricht.

Erschöpfung – Das Richtige naschen
Es gibt im Sommer immer wieder Tage, da ist man total erschöpft. Sehr bewährte Rezepte sind: Eine Tasse warme Gemüsebrühe in kleinen Schlucken trinken, eine saure Gurke essen oder ein Stück Vollkornbrot – dick mit Senf bestrichen –

verzehren. Sie können auch ein paar Rosinen intensiv kauen. Das alles kurbelt den Kreislauf an, gibt neue, schnelle Energie. Auch Honig hilft gegen Erschöpfung. Nehmen Sie einfach einen Teelöffel Honig in den Mund und lassen Sie den Honig langsam auf der Zunge zergehen. Ein Rezept für Diabetiker: Kochen Sie eine Tasse Wasser einmal auf und trinken Sie es dann so warm wie möglich in kleinen Schlucken.

Erschöpfung – Ruhe finden im Bad
Nach einem anstrengenden Tag bringt ein Wannenbad mit Baldrianzusatz guten Schlaf. Wer Probleme hat, abends zur Ruhe zu kommen, sollte ein Medizinal-Entspannungsbad mit Extrakten des Lavendels oder der Melisse probieren. Erschöpfungszustände und Stress können mithilfe dieser Kräuter weggebadet werden.

Erschöpfung – Sieben plus sieben plus sieben
Wenn Sie sich kraftlos fühlen, dann knabbern Sie zwischendurch sieben Mandeln, sieben Datteln und sieben Rosinen. Auch ein kleines Stück Schokolade – am besten Bitterschokolade, sie hat den höchsten Kakaoanteil – kann im Kampf gegen plötzlich auftretende Erschöpfung gute Dienste leisten.

Erschöpfung – Zimtöl belebt
Jeder hat das schon einmal erlebt: Man arbeitet den ganzen Tag fleißig und irgendwann ist der Augenblick gekommen, wo man einen Schwächeanfall erleidet. Mischen Sie zwei Tropfen Zimtöl mit einem Esslöffel Honig und lassen Sie dieses Elixier langsam auf der Zunge zergehen.

Essen – Ablenkung vermeiden
Wenn Sie abnehmen wollen, meiden Sie beim Essen flotte Musik. Sie essen dann mehr. Grundsätzlich sollte man sich ganz

auf das Essen konzentrieren, es genießen und möglichst wenig »nebenbei« essen. Das ist eine gute Voraussetzung für eine unproblematische Verdauung und für gut funktionierende Sättigungssignale.

Essen – Langsam und mit Pausen

Wer mehrere Gänge hintereinander isst, sollte nach jedem Gang eine Pause einlegen. Ideal ist es, etwas Wasser zu trinken. Das neutralisiert und bereitet auf neue Genüsse vor. Je bewusster man eine Mahlzeit genießt, desto weniger kommt man in Versuchung, die Sättigungssignale des Körpers zu überhören.

Essregeln

Regel 1: Nehmen Sie niemals eine Mahlzeit im Stehen ein, etwa an einer Imbissbude oder an einer Theke. Eine schwedische Studie hat erst kürzlich ergeben: Alles, was man im Stehen isst, nimmt der Organismus nicht als volle Mahlzeit zur Kenntnis. Man hat kurz danach wieder Hunger und isst zu viel. **Die Folge:** Übergewicht. Setzen Sie sich zum Essen gemütlich hin.

Regel 2: Schlingen Sie nicht! Kauen und beißen Sie jeden Bissen gründlich. Wenn Sie das nicht tun, dann überspringen Sie die erste Stufe einer gesunden Verdauung. **Die Folge:** Magenschmerzen.

Regel 3: Reden Sie nicht so viel beim Essen. Sie kriegen zu viel Luft in den Magen. **Die Folge:** Der heftige Drang aufzustoßen oder sogar Blähungen.

Regel 4: Essen Sie nicht zu heiß. Das gilt vor allem für Suppen, Soßen und Gemüse. Sie schädigen damit die Mundschleimhäute. Dadurch wird das Immunsystem im Mund- und Rachenbereich geschwächt. Viren und Bakterien können leichter eindringen. **Die Folge:** Schmerzen in der Zunge und eine deutliche Infektanfälligkeit.

Regel 5: Geben Sie nicht zu viel Salz an die Speisen. Der Mensch braucht täglich drei Gramm Salz. Wir konsumieren aber oft bis zu 17 Gramm. Die Folge: Zu viel Salz bindet Wasser im Gewebe und stört den Flüssigkeitshaushalt des Körpers.

Regel 6: Konsumieren Sie nicht zu viel Süßes. Zu große Mengen an weißem Zucker verderben den Geschmackssinn, bringen zu viele Kalorien und damit Fettpolster, stören die Kollagenbildung in der Haut und fördern damit die Faltenbildung. **Die Folge:** Das Risiko für Diabetes steigt.

Regel 7: Nehmen Sie die letzte Mahlzeit am Tag nicht zu spät am Abend zu sich. Das belastet Leber, Magen und Darm und fördert die Cholesterinproduktion. **Die Folge:** Sie schlafen schlecht, altern früher und bekommen mit der Zeit erhöhte oder zu hohe Cholesterinwerte.

E-Stoffe

Es gibt nur noch wenige Nahrungsmittel, bei denen Zusatzstoffe gesetzlich verboten sind. Dazu gehören Eier, einige Milchprodukte wie Sahne und Quark, frische Pilze, Honig und Mineralwasser. Diesen gegenüber stehen 296 erlaubte Zusätze, die unter E-Nummern aufgeführt sind und der Nahrung zugesetzt werden dürfen. Dazu gehören Farbstoffe, Stabilisatoren, Konservierungsstoffe, Säuerungsmittel, Emulgatoren, Dickungs- und Geliermittel, Antioxidantien, Feuchthaltemittel, Überzugsmittel, Rieselhilfsmittel, Geschmacksverstärker usw. Wer, zum Beispiel als Allergiker, sichergehen will, dass ihm das Eingekaufte gut bekommt, sollte sich eine Entschlüsselungsliste (Verbraucherzentralen, Buchhandel, Internet) besorgen.

Fahrrad

Viele, die nach längerer Pause wieder in die Pedale ihres Fahrrades treten, stellen nach den ersten Ausfahrten enttäuscht fest: Sie fühlen sich nicht wohl. Sie haben Kreuzschmerzen. Das können Sie ändern: Neigen Sie den Sattel Ihres Fahrrades einfach 10 bis 15 Grad nach vorn. Diese Neigung verhindert eine Überdehnung der Lendenwirbel, denn das ist oft die Ursache für die Kreuzschmerzen.

Fahrrad fahren

Wenn das Wetter besonders zum Radfahren einlädt, stellen Sie den Fahrradsattel so ein, dass Ihre Knie nicht überfordert werden. Der Sattel befindet sich dann in der richtigen Höhe, wenn das Knie bei herabgetretenem Pedal ganz leicht gebeugt ist. Ist es zu stark gebeugt, dann ist der Sattel zu niedrig. Ist es durchgestreckt, dann ist der Sattel zu hoch.

Fältchen

Sehr wichtig im Kampf gegen Falten ist die Alpha-Liponsäure. Sie schützt die Haut vor dem frühzeitigen Altwerden und kann die Bildung neuer Fältchen verhindern. Reichlich Alpha-Liponsäure befindet sich in Brokkoli, Tomaten, Erbsen, Naturreis und Sojasprossen. Ganz besonders wirksam kann man damit die Fältchen rund um die Augen bekämpfen.

Faltenbildung

In der kalten Jahreszeit verliert die Haut in beheizten Räumen automatisch mehr Feuchtigkeit und neigt daher verstärkt zu Faltenbildung. Dagegen kann man etwas tun. Pürieren Sie eine viertel Salatgurke im Mixer und geben Sie einige Tropfen Zitronensaft dazu. Verteilen Sie dieses Gemisch auf dem Gesicht und lassen Sie es 15 Minuten einwirken. Danach mit lauwarmem Wasser abspülen.

Faltenkur

Zwei wirksame Rezepte gegen Falten:
- Im Hochsommer trocknet die Haut oft schneller aus, darum sollten Sie der Faltenbildung nicht nur von außen, mit Cremes, zu Leibe rücken, sondern auch von innen: Trinken Sie eine Woche lang jeden Tag – über den Tag verteilt – einen Liter Ziegenmilch (aus dem Bioladen). Sie werden staunen, wie glatt die Haut wird. Der Jungbrunneneffekt ist auf die Orotsäure in der Ziegenmilch zurückzuführen.
- Essen Sie zu einer gesunden Ernährung jeden Tag zwei bis drei Granatäpfel. Sie enthalten viele pflanzliche Hormonstoffe, welche die Haut jung und glatt erhalten.

Farbstoffe

Wir wissen: Vitamine, Mineralstoffe und Spurenelemente sind wichtig für unsere Gesundheit. Aber auch die Farbsubstanzen in unserer natürlichen Nahrung besitzen heilende Kräfte. Besonders interessant ist der rote Farbstoff in den Tomaten: das Lycopin. Es stärkt Herz und Kreislauf und hilft uns, der Krebsgefahr vorzubeugen.

Ein Beispiel: Wenn wir ein Stück Räucherspeck oder gegrillte Würste essen, werden die Nitratsalze, die zum Räuchern verwendet worden sind, in Krebs erregende Nitrosamine umgewandelt. Das Lycopin in den Tomaten kann die Umwandlung verhindern, egal ob man das Gemüse roh oder gekocht isst.

Fasttag

Sinnvoll ist es, gelegentlich einen Tag lang nur frisches Obst und rohes Gemüse zu essen oder einen Reistag einzulegen. Reis ist trotz seiner relativ hohen Kalorienmenge (100 Gramm Reis enthalten etwa 348 Kalorien) ein Schlankmacher, da er dank seines hohen Anteils an Zellulose lange satt hält. Außerdem fördert er den Wasserabbau im Körper. Naturreis enthält besonders viel Magnesium. Das bewahrt Sie vor einem Alkoholkater.

Fernsehen – Essen verboten

Die meisten von uns verbringen den Abend vor dem Fernsehapparat. Sie können zum Fernsehen Stricken, Sticken, in der Zeitung blättern, plaudern. Nur bitte: Essen Sie nicht dabei. Wer beim Fernsehen nascht oder gar eine Hauptmahlzeit einnimmt, der verliert über die Menge der Nahrung vollkommen die Übersicht. Bei einem spannenden Krimi isst man zum Beispiel doppelt so viel, wie man ohne Filmgenuss gegessen hätte.

Fernsehen statt Bett

Wenn Sie nach einem anstrengenden Tag sich nicht bewegen, aber dennoch kalorienbewusst den Abend verbringen wollen, dann legen Sie sich nicht ins Bett, sondern setzen Sie sich vors Fernsehgerät. Eine Studie an der Vanderbilt Universität in Nashville/Tennessee, USA, hat ergeben: Vor dem Fernseher verbraucht man in der Stunde 20 Prozent mehr Kalorien als im Bett.

Fertigbrillen

Fertigbrillen, wie sie oft in Drogerien oder Supermärkten angeboten werden, sollten noch nicht einmal als Reservebrille verwendet werden. Denn sie sind weder dem Augenabstand noch der Kopfform angepasst und entsprechen meist auch nicht der benötigten Stärke für beide Augen.

Fett entfernen

Soll eine Mahlzeit nur wenig Kalorien liefern, müssen Sie vom Fleisch alle Fettränder sorgsam wegschneiden und vom Geflügel die Haut gänzlich entfernen. Das hat den zusätzlichen Vorteil, dass Sie Ihren Cholesterinspiegel niedrig halten. Die tierischen Fette sind ja die großen Cholesterintreiber.

Fettpölsterchen

Gewürze machen schlank. Am besten wirken Chiliöl, Chilipulver, die Sojabohnenpaste Miso, die Sesamsamenpaste Tahini oder die Sojasoße Tamari. All diese asiatischen Gewürze unterstützen den Abbau von Fettpölsterchen. Wollen Sie sich kalorienarm ernähren und mit einer kleinen Mahlzeit lange satt bleiben, damit Sie nicht verleitet werden, zu oft zu essen? Dann sollten Sie beim »kleinen Hunger« anstelle von Brot als Zwischenmahlzeit Pellkartoffeln essen. Sie halten dreimal länger satt.

Fettverbrennung

Leistungsfähige Muskeln verheizen mehr Fett als untrainierte. Deshalb ist es sinnvoll, Ausdauersport zu betreiben. Auf diese Weise regen Sie allgemein die Fettverbrennung Ihres Körpers an, bleiben fit und schlank.

Fieber

Fieber ist ein wichtiger Abwehrmechanismus des Körpers. Viele Viren sterben bei höheren Temperaturen ab. Die mit einer Infektion einhergehende Abgeschlagenheit des Körpers sollte nicht medikamentös bekämpft werden. Damit zeigt der Körper, dass er Ruhe braucht, um sich gegen die Infektion zu wehren. Bettruhe und ausreichende Flüssigkeitszufuhr sind wichtig. Wenn es nicht anders geht, etwa um Kopfschmerzen zu lindern oder um das Einschlafen zu erleichtern, können Medikamente sinnvoll sein, die nur den Wirkstoff Paracetamol oder Ibuprofen enthalten.

Fieberthermometer

Reiben Sie das Thermometer nach jedem Einsatz mit Äthylalkohol ab, egal, ob es im Mund oder unter der Achsel verwendet wurde. Es befinden sich jede Menge Krankheitserreger darauf, die an andere Familienmitglieder übertragen werden können.

Fingernägel – Biotin gegen eingerissene Nägel
Viele haben brüchige oder eingerissene Fingernägel. Das sieht nicht nur unschön aus, das ist auch hinderlich. Schuld daran ist eine herabgesetzte Produktion von Keratin, verursacht durch einen Mangel am Vitamin Biotin. Bei einer vorbildlichen, ausgewogenen Ernährung produziert unser Körper dieses Vitamin selbst, vor allem dann, wenn wir viel Spinat und Haferflocken essen. In der kalten Jahreszeit ist unsere Ernährung leider oft weniger gehaltvoll und ausgewogen. Deshalb ist es sinnvoll, jeden Tag 2,5 Milligramm Biotin in Kapselform einzunehmen.

Fingernägel – Kieselsäure für schöne Nägel
Brüchige Fingernägel brauchen Kieselsäure: Essen Sie häufig Hirse-Gerichte, streuen Sie Hirseflocken in die Suppe, genießen Sie Hirsebrei oder einen leckeren Hirseauflauf. Ein weiterer Pluspunkt: Hirse wurde bereits im Mittelalter das »fröhliche Getreide« genannt. Sie macht gute Laune.
Zinnkrauttee oder ein Zinnkrautpräparat ist ebenfalls gut für die Nägel. Das Geheimnis: Sie tanken damit viel Kieselsäure und die tut auch den Haaren gut. Essen Sie auch so oft wie möglich Aspik, Sülze oder Pudding. Die darin enthaltene Gelatine stärkt Haare und Nägel.

Fingernägel – Zitronensaft festigt
Wenn die Fingernägel splittern und einreißen, dann sollten Sie sofort mit einem einfachen Naturrezept dagegen ankämpfen: *Geben Sie in eine Schale fünf Esslöffel Olivenöl und einen Teelöffel Zitronensaft. Darin baden Sie mehrmals am Tag die Fingerspitzen.*

Achtung: Brüchige und weiche Fingernägel sind meist Anzeichen eines schlechten Allgemeinzustandes – Ursache abklären.

Fisch

Fischgerichte stehen seit jeher hoch im Kurs. Fisch schmeckt nicht nur gut. Er ist auch sehr wertvoll für unsere Gesundheit. Alle Fischsorten, Süßwasser- wie Meeresfische, haben hochwertiges, leicht verdauliches Eiweiß, viele Mineralstoffe, Vitamine und ungesättigte Fettsäuren. Meeresfische enthalten die größeren Mengen, vor allem an Zink und Selen für die Immunkraft, an Vitamin D für die Knochen, das wir nur dann selbst produzieren, wenn Sonne auf unsere Haut auftrifft.

Fit-Food

Fit-Food, Essen, das fit macht. Wer regelmäßig Sport treibt, sollte viele kleine Portionen am Tag zu sich nehmen: Obst, Gemüse, Milch- und Vollkornprodukte und mindestens drei Liter Wasser am Tag trinken. Streichen Sie Zucker komplett.

Fitmacher-Dessert

Ein Dessert, das an heißen Tagen schnell wieder fit macht: 200 Gramm frische Erdbeeren mit zwei Teelöffeln Honig.

Fitmacher-Drink

Hier ein Fitness-Drink für zwei Personen: *100 Gramm Mango pürieren, mit dem Saft einer ganzen Orange und zwei Teelöffeln Zitronensaft verrühren. Mit etwas Mineralwasser aufgießen, mit einer Orangenscheibe dekoriert im Glas servieren. Gibt neue Kraft.*

Fitness-Cocktail

Der ideale Fitness-Cocktail für ein schönes Sonntagsfrühstück: Einen Viertelliter Milch mit drei Esslöffeln Sanddornsaft verrühren und genießen.

Fleisch – Weniger geht auch
Immer nur Fleisch mit Kartoffeln? Mischen Sie Nudeln mit gedünstetem Gemüse und legen Sie nur eine Minifleischportion dazu.

Flüssigkeitsverlust – Kalium ersetzen
Wer viel Flüssigkeit verliert, z. B. durch Magen-Darm-Infektionen oder die Einnahme wassertreibender Medikamente, leidet schnell an Kalium-Mangel. Essen Sie zum Ausgleich gedämpfte Erdäpfel. Auch Apfelsinen, Grapefruits, Blumenkohl und Grünkohl enthalten viel Kalium.

Folsäure
Haben Sie sich auch schon gefragt, warum so viele Menschen schlecht gelaunt, unzufrieden und aggressiv sind? Amerikanische Forscher behaupten: Das macht der Mangel am Folsäure. Dieses Vitamin schützt nicht nur die werdende Mutter vor Fehl- und Frühgeburten, stärkt nicht nur Herz und Kreislauf, es ist auch an der Produktion von Glückshormonen beteiligt. Daher: Essen Sie so oft wie möglich Gemüse, um sich Folsäure zuzuführen.

Freizeitsport
Brauchen Sie vielleicht neue Sportschuhe? Alte Schuhe, mit denen Sie bereits an die 700 Kilometer gelaufen sind, können keine Stöße mehr abfangen und stützen das Fußgewölbe nicht mehr optimal.

Frieren
Wenn Ihnen von innen her kalt ist, dann tanken Sie Vitamin E: Knabbern Sie Walnüsse. Mandelmus (Reformhaus oder Bioladen) enthält ebenfalls viel Vitamin E und ist ein köstlicher Brotaufstrich.

Fruchtbarkeit

Wenn Männer regelmäßig Pfirsiche verzehren, dann werden sie fruchtbarer und haben besseren Sex. Das Vitamin C in den Früchten – in Verbindung mit Mineralstoffen und Enzymen – vermehrt die Anzahl der männlichen Spermien und machen sie obendrein aktiver. Im Rahmen einer französischen Studie haben Frauen es bestätigt: Männer, die reichlich saftige, reife Pfirsiche genießen, sind besser im Bett.

Außerdem macht es einen Riesenspaß, wenn man die verführerischen Früchte gemeinsam öffnet und sich gegenseitig einverleibt. Selbst der Dosenpfirsich behält noch etwas von seinem erotischen Reiz. Er sollte in keinem Obstsalat fehlen.

Früchte – Faule entsorgen

Sicher haben Sie das auch schon erlebt: Sie greifen zum Obstteller, wollen etwas für Ihre Gesundheit tun und entdecken, dass einer der Äpfel, eine der Birnen angefaulte Stellen hat. Schneiden Sie die Stelle nicht heraus, sondern werfen Sie die ganze Frucht weg. Die faule Stelle ist sichtbarer Beweis, dass das ganze Stück bereits mit Pilzgiften verseucht ist.

Frühaufsteher

Wer einen harten Tag mit beruflichen Problemen vor sich hat, sollte möglichst früh aufstehen. Dann hat man einen höheren Cortison-Spiegel im Blut. Der bleibt den ganzen Tag und macht stark gegen Stress.

Frühjahrsmüdigkeit – Energie tanken

Zwei Esslöffel Hagebuttenmark werden in einem Viertelliter Milch verrührt. Gleich morgens zum Frühstück genießen. Bei Energiemangel hilft es zudem, über den Tag verteilt intensiv vier Hagebutten-Schalen zu kauen.

Frühjahrsmüdigkeit – Geselligkeit suchen
Viele Menschen leiden unter Frühjahrsmüdigkeit. Wer seine Freizeit mit Freunden verbringt, leidet weniger darunter. Sorgen Sie dazu für ausreichend Schlaf, gehen Sie viel in der Sonne spazieren. Essen Sie regelmäßig Zitrusfrüchte, Sauerkraut, Paprika, Kiwis. Trinken Sie Hagebuttentee und Sanddornsaft.

Frühjahrsmüdigkeit – Sich fit essen
Gedämpfte Kartoffeln mit Kräuterquark und Salz sind ein ideales Fitmacher-Essen. Trinken Sie dazu Hagebuttentee oder Sanddornsaft, sie enthalten viel Vitamin C.

Frühstück – Auf den Zuckergehalt achten
Müsli, möglichst in Kombination mit frischem Obst, ist ein besonders gesundes Frühstück. Achten Sie jedoch darauf, dass es keinen oder wenig Zucker enthält. **Vorsicht:** Produkte, die damit werben, zuckerfrei zu sein, haben stattdessen oft Honig oder einen hohen Anteil an Schokolade oder Trockenfrüchten in der Mischung. Der Gesamtzuckergehalt liegt daher oft kaum unter dem von zuckerhaltigen Produkten. Eine Alternative ist es, die Zutaten einzeln zu kaufen und das Müsli ganz nach persönlichem Geschmack selbst zu mischen.

Frühstück – Müsli statt Brötchen
Essen Sie eine Woche lang morgens Müsli, eine Woche lang Brötchen, Butter, Wurst oder Konfitüre. Beobachten Sie, wann Sie sich aktiver und wohler fühlen. Das Müsli wird siegen.

Frühstück – Nicht ausfallen lassen
Viele, die abnehmen wollen, beschließen, ab sofort weniger zu essen. Sie sollten aber zur rechten Zeit sparsame Mahlzeiten zu sich nehmen. Auf keinen Fall am Morgen. Das Frühstück muss auch weiterhin ausgiebig sein: mit Müsli oder Vollkornbrot,

Obst und Milchprodukten. Wer morgens nichts isst, der kann tagsüber keine guten Leistungen erbringen.

Fußbad
Wenn die Füße nach einem heißen Tag schmerzen und müde sind, gießen Sie sieben Liter lauwarmes Wasser in einen Eimer und verrühren Sie eine Hand voll Kochsalz darin. Nehmen Sie darin zehn Minuten lang ein Fußbad, fördern Sie dann die Durchblutung mit Bürstenmassagen und reiben Sie die Füße anschließend mit Olivenöl ein.

Fußball
Haben Sie lange nicht mehr Fußball gespielt? Wenn Sie Freunde und Bekannte haben, die Sie dafür gewinnen können, sollten Sie das heute wieder machen. Wer 45 Minuten mitgespielt hat, der hat dabei spielerisch 460 Kalorien abgebaut.

Füße – Gute Durchblutung wärmt
Essen Sie zur besseren Durchblutung täglich drei Knoblauchzehen. Tragen Sie Wollstrümpfe. Soforthilfe für daheim: ein warmes Fußbad. Soforthilfe für unterwegs: Gehen Sie auf der Stelle, die Zehenspitzen bleiben dabei in Bodenkontakt. Das fördert die Durchblutung.

Füße – Hilfe gegen trockene Haut
Viele leiden im Winter an trockenen Füßen. Die Haut hat an den Füßen wenig Talgdrüsen, wird daher bei kaltem Wetter leicht spröde. Ein Hausmittel aus Großmutters Zeiten: Raspeln Sie sieben Möhren ganz fein, verrühren Sie diese mit etwas Olivenöl zu einem Brei, den Sie auf die Füße auflegen. Zehn Minuten einwirken lassen. Schlagen Sie dabei die Füße in ein Frotteetuch ein. Anschließend den Brei mit lauwarmem Wasser abwaschen.

Füße – Hilfe zum Abschwellen
Nehmen Sie ein Fußbad mit 125 Gramm Kochsalz, danach die Füße mit Franzbranntwein einreiben. Wenn das nicht möglich ist, zum Beispiel auf Reisen: Beengendes Schuhwerk und Strümpfe ausziehen, Füße hochlagern.

Füße – Nicht einengen
Wenn Sie im Winter viel im Freien unterwegs sind, dann sollten Sie unbedingt Schuhe tragen, die eine halbe Nummer größer sind als die Schuhe, die Sie im Sommer tragen. Die Füße sind in weiteren Schuhen besser vor Kälte geschützt, weil sich zwischen Fuß und Schuh ein Luft- und Wärmepolster bildet.

Füße warm und trocken halten
Bei Frostbeulen an den Füßen helfen Fußbäder mit Kartoffelwasser und Einreibungen mit Zitronensaft. Generell sollte man im Winter jedoch darauf achten, die Füße immer warm und trocken zu halten. Wenn Sie eine Stunde in der Kälte mit kalten Füßen umherlaufen, sinkt im Mund die Temperatur bis zu drei Grad Celsius. Das bedeutet eine Klimakatastrophe für den Organismus. Das Immunsystem kann nicht mehr optimal arbeiten, sodass Viren und Bakterien leichter eindringen können.

Fußgymnastik

Wer sich lange Zeit gesunde Füße bewahren will, sollte jeden Morgen gezielte Fußgymnastik durchführen. Sobald Sie aus dem Bett gestiegen sind, gehen Sie ein paar Schritte auf dem Fußaußenrand. Dabei müssen Sie die Zehen fest einkrallen, damit die Muskulatur der Fußsohle angespannt wird. Danach gehen Sie einige Schritte auf den Zehen, dann auf den Fersen.

Fußpflege

Haben Ihre Füße hässliche harte Hautstellen bekommen? Dann wenden Sie folgendes Rezept an:
Lösen Sie eine halbe Tasse Honig in zwei Tassen warmer Milch auf und gießen Sie die Mischung in eine flache Schüssel. Baden Sie die Füße zirka zehn Minuten darin. Danach trocknen Sie die Füße ab und cremen sie mit Hirschtalgsalbe ein. Sie müssen dieses Fußbad einige Zeit jeden zweiten Tag anwenden.

Fußpilz

Im Hallenbad oder in der Sauna holt man sich leicht einen Fußpilz. **Die wichtigste Vorsichtsmaßnahme:** Schlüpfen Sie nie mit feuchten Füßen in Strümpfe und Schuhe. Wenden Sie einen Trick an: Trocknen Sie die Füße einfach mit einem Haarföhn.

Fußprobleme

Fußprobleme wie Hühneraugen, Halux valgus oder Hammerzehen sind sehr verbreitet. Wer darunter leidet, der muss beim Schuhkauf darauf achten, dass er immer nur Schuhe ohne Ziernähte und ohne Abnäher im Bereich des Vorderfußes kauft. An diesen Stellen dehnt sich nämlich das Leder viel weniger aus. Das kann Schmerzen an Groß- und Kleinzehen verursachen.

Fußschweiß

Wer an heißen Sommertagen immer wieder an brennenden und schwitzenden Füßen leidet, kann mit einem einfachen Rezept Abhilfe schaffen: Nehmen Sie einmal am Tag ein lauwarmes Fußbad und massieren Sie danach die Füße mit Kampferöl ein, dem Sie einige Tropfen Rosmarinöl beimischen. Und laufen Sie einmal die Woche barfuß durch taufrisches Gras.

G

Galle
Essen Sie während der Traubenzeit einmal am Tag anstelle einer Mahlzeit ein halbes Kilo Trauben. Das stärkt die Galle.

Gefäßschutz
Der Rotwein verfügt über biologische Farbstoffe. Es handelt sich dabei in erster Linie um Polyphenole. Dazu gehören das Resveratrol, das Quercetin, das Epicatechin und das Catechin. Sie schützen unsere Adern vor frühzeitiger Verkalkung und stärken das Herz.

Geflügel
Wer gern frisches Geflügel genießen möchte und dabei auf seine Linie achten will, der sollte genau überlegen, welches Geflügel er isst. Eine Portion gebratene Ente – 260 Gramm – bringt 680 Kalorien. Dieselbe Menge Brathuhn hingegen belastet nur mit 340 Kalorien.

Gehirn
Unser Gehirn braucht genügend Schlaf, um nachts arbeiten zu können. Ungestörte Nachtruhe macht es möglich, dass tagsüber gespeicherte Informationen in einem Langzeitspeicher abgelegt werden.

Gehirnaktivator
Aktivieren Sie nach den Ferien das Gehirn. Streuen Sie zwei Esslöffel Weizenkeime ins morgendliche Müsli. Wenn Sie sich nach dem Urlaub immer müde fühlen, sollten Sie mehr Vollkornprodukte in Ihren Speiseplan einbauen.

Gehirnnahrung
Der Alltag stellt hohe Anforderungen an uns: im Beruf, in der Schule, an der Universität. Da ist es wichtig, dass wir geistig fit

sind. Dazu können uns aber keine dubiosen Tabletten verhelfen. Die Natur bietet viel bessere Möglichkeiten an.

Unser Gehirn braucht Flüssigkeit, denn es besteht zu 70 Prozent aus Wasser. Wer fit im Kopf sein will, muss mehrmals am Tag einen Viertelliter Apfelsaft mit Mineralwasser – im Verhältnis 50 zu 50 – trinken. Damit tankt das Gehirn die Menge an gelösten Mineralstoffen, die es braucht.

Unser Gehirn braucht auch spezielle Nahrung. Essen Sie sich klug mit Möhren, Avocados, Datteln, Feigen, Haferflocken oder mit Studentenfutter. Damit bunkern Sie die Spurenelemente Zink, Kupfer und Phosphor.

Eine wirksame Kur für besseres Gedächtnis: täglich eine saftige Birne und zwei Nüsse essen.

Gehirntraining

Das Gehirn darf nicht unterfordert werden. Der amerikanische Neurobiologe Lawrence Katz hat nachgewiesen: Das Gehirn muss ständig trainiert und gefordert werden. Bei geistigem Nichtstun nimmt der Intelligenzquotient in drei Wochen um 20 Punkte ab. Und das macht schlapp und müde.

Gelenke

Leiden Sie auch an kalten Wintertagen morgens nach dem Aufstehen einige Zeit an steifen Gelenken? Reiben Sie die betroffenen Stellen einfach mit Olivenöl oder mit Kamillenöl ein. Ganz wichtig aber ist auch: Machen Sie einige Gymnastikübungen. Sie werden schnell wieder elastische Gelenke bekommen.

Gelenke – Moor gegen Knorpelabbau

Gelenkbeschwerden nach dem ersten Sport im Freien lindert man mit Moorbädern. Alternativ zum Bad können auch gezielt Wickel angewendet werden. Sowohl Moorbad als auch Moorwickel bringen pflanzliche Hormonstoffe, Schwefel und Huminsäure an die Gelenke, wirken antibakteriell, vermindern einen Abbau der Gelenkknorpel und verstärken die Durchblutung.

Gelenkschmerzen – Wärme lindert

Reiben Sie schmerzende Gelenke mit Franzbranntwein, Tigerbalsam oder Propolis-Salbe ein. Damit wird die Durchblutung gefördert, die Selbstheilung angeregt und der Schmerz gelindert. Sinnvoll ist auch das Auflegen von zerdrückten heißen Pellkartoffeln, die besonders lange die Wärme halten.

Gelenkschmerzen an den Händen

Häufig leiden junge wie auch ältere Menschen unter rheumatischen Gelenkschmerzen an den Händen oder einzelnen Fingergelenken. Vor allem bei Berufsgruppen, die viel im Freien arbeiten müssen, treten diese Beschwerden oft auf. Die Naturmedizin kennt ein einfaches, wirkungsvolles Rezept, um solche Gelenkschmerzen zu lindern:

Verrühren Sie drei Tropfen Zimtöl mit einem Esslöffel Olivenöl und reiben Sie damit abends die schmerzenden Stellen ein. Dazu nehmen Sie zweimal am Tag einen Esslöffel Honig mit drei Tropfen Zimtöl ein.

Gemüse – Nitratbelastung

Glashaus-Salat enthält schädliche Nitrate: Zitronensaft in der Marinade entschärft sie. Kaufen Sie möglichst wenig Treibhausgemüse, sondern bevorzugen sie Freilandgemüse, das gerade Saison hat. Es enthält weniger Nitrate. Eine Alternative sind tiefgefrorene Produkte. Sie werden sofort nach der Ernte eingefroren, sodass die wertvollen Nährstoffe weitgehend erhalten bleiben.

G

Gemüse – Roh oder gekocht?

Es gibt Gemüsesorten, die besonders gesundheitsfördernd sind, wenn man sie roh ist. Wenn man sie erhitzt, werden sie wertlos. Dazu gehören alle Salatsorten, Gurken, Radieschen, Rettich, Avocados, Sprossen und Keime.

Eine Reihe von Gemüsesorten kann man sowohl gekocht als auch roh genießen. Sie sind meist erhitzt besser verdaulich: Sellerie, Zwiebel, Rote Bete, Pilze, Paprika, Sauerkraut, Kohlrüben, Lauch, Spinat, Blumenkohl, Erbsen. Es gibt auch Gemüsesorten, die man nur gekocht essen darf. Das Paradebeispiel: grüne Bohnen. Sie enthalten Giftstoffe, die erst nach 15 Minuten Kochen zugrunde gehen. Sojabohnen, Artischocken und Schwarzwurzeln sind in rohem Zustand ungenießbar.

Gemüse statt Hackfleisch

Wenn Sie Omeletts, Teigtaschen, Ravioli oder Klöße füllen, dann nehmen Sie kein Hackfleisch dazu, sondern gedünstetes und geriebenes Gemüse. Das mag vielleicht ungewöhnlich sein, aber es ist eine Gaumenfreude.

Gemüsefrikadellen

Das überzeugt auch den größten Gemüsemuffel. Drehen Sie verschiedene Gemüsesorten – vor allem Wurzelgemüse – durch den Fleischwolf, formen Sie Frikadellen und backen Sie diese in Fett aus. Als Bindemittel eignen sich aufgeweichte Haferflocken. Essen Sie dazu knackigen Salat.

Gemüsemuffel

Frisches Gemüse ist verfügbar, aber manch einer mag es überhaupt nicht. Da hilft eine List: Bauen Sie oft Suppen in Ihren Speiseplan ein. Geben Sie aber keine Teigwaren, keine Backerbsen, keine gerösteten Brotwürfel hinein, sondern schneiden Sie Gemüse nudelig und benutzen Sie es als Einlage.

Genuss

Lassen Sie sich die Freude an den besonderen Genüssen eines Festessens nicht verleiden. Die meisten Ernährungssünden werden ohnehin im Alltag begangen. Wer jeden Tag vernünftig isst, darf ruhig einmal über die Stränge schlagen. Wenn nötig, können Sie den Körper danach durch einen Obsttag entlasten.
Besonders bei einer Diät gilt: Essen sollte niemals eine Bedrohung sein, sondern ein Genuss für die Sinne. Entdecken Sie den Essgenuss wieder: Gehen Sie mit Freunden essen, kochen Sie Ihr Leibgericht, sprechen Sie übers Essen, schwelgen Sie in Kochbüchern, decken Sie den Tisch extra schön, nehmen Sie sich viel Zeit für einen Marktbesuch und genießen die Farbenpracht von Obst und Gemüse.

Geschenke

Wenn Sie Geschenke einkaufen: Wählen Sie etwas, das der Gesundheit nützt. Gesunde Geschenke lassen sich für jeden Anspruch und Geldbeutel finden, zum Beispiel:
- einen Geschenkkorb mit Obst und Gemüse,
- ein Geschenkbouquet mit gesunden Säften (Sauerkraut, Holunder, Sanddorn, Rote Bete etc.),
- einen Gutschein für beispielsweise ein Wellness-Wochenende, eine Massage, einen Besuch bei der Kosmetikerin, ein Sauna-Abo, das Thermalbad, einen Kuraufenthalt oder das Fitnessstudio,
- einen Gesundheitsratgeber,
- ein Sportgerät wie ein Springseil, Trampolin oder Fahrrad,
- eine Hausapotheke mit vielen Naturheilmitteln wie Tees, Tinkturen, Salben sowie Vitamintabletten.

Geselligkeit

Ziehen Sie sich nach einem arbeitsreichen Tag nicht zurück. Unternehmen Sie am Wochenende schöne Dinge mit Freunden. Britische Sozialmediziner haben in einer Langzeitstudie herausgefunden: Wer am gesellschaftlichen Leben intensiv teilnimmt, lebt länger und bleibt länger vital.

Gesichtshaut

Wenn Sie sehr lange am Computer gearbeitet haben, sind nicht nur die Augen überlastet. Auch die Gesichtshaut ist müde und schlecht durchblutet. Schließen Sie einige Minuten lang die Augen und klopfen Sie die Gesichtshaut mit den Fingerspitzen ab. Das lockert und entspannt die Muskulatur. Die Durchblutung funktioniert wieder.

Gesichtsreinigung

Eine einfache und preisgünstige Kur für die sommermüde Haut: Reinigen Sie das Gesicht öfter mit etwas Apfelsaft.

Getreideunverträglichkeit

Wer das Kleber-Eiweiß in den Getreidesorten Weizen, Roggen, Hafer und Gerste nicht verträgt und allergisch darauf reagiert, hat mit Mais keine Probleme.

Gewässer

Wo auch immer Sie Ferien machen, springen Sie niemals in einen Teich, einen See oder ein anderes stehendes Gewässer, das Sie nicht kennen. Eisenteile, Äste oder andere Gegenstände unter Wasser können furchtbare Verletzungen verursachen.

Gewürze gegen Schnupfen

Leiden Sie an einem hartnäckigen Schnupfen? Rinnt Ihre Nase unaufhörlich? Dann machen Sie eine Fenchel-Dill-Therapie. *Mischen Sie 20 Gramm Fenchel und 80 Gramm getrocknete Dillspitzen. Streuen Sie einen Esslöffel davon auf ein Backblech und erhitzen Sie die Mischung kurz bei 250 Grad Celsius. Öffnen Sie dann die Backröhre, nehmen Sie das Backblech heraus und atmen Sie die Gewürzdämpfe ein.*

Gicht
Wer unter Gichtschmerzen leidet, sollte seinen Fleischkonsum reduzieren und auch kein alkoholfreies Bier trinken. Wenn es auch fast keinen Alkohol enthält, so liefert es dem Organismus Purine in hoher Konzentration.

Gleichgewicht
Kinder, die zu viele Stunden am Tag vor dem Fernsehapparat oder vor dem Computer zubringen, haben Probleme, Fahrrad fahren zu lernen. Sie können kein Gleichgewicht halten, können auch nicht rückwärts gehen. Sie haben Sprachprobleme, leiden an Kopfschmerzen, haben keine Freunde mehr. Das hat der Augsburger Pädagogik-Professor Dr. Werner Glogauer in einer Studie mit 500 Schülern nachgewiesen.

Glücksgefühl
Genießen Sie die Gerüche von Blumen. Sie lösen im Gehirn Glücksgefühle aus.

Grillen
Legen Sie nicht immer nur Fleisch auf den Gartengrill. Auch Gemüse schmeckt köstlich, zum Beispiel Zucchini, Zwiebeln, Maiskolben, Paprikaschoten, Champignons, Kartoffeln. Auch gegrillte Früchte sind eine Delikatesse, da sich durch die Hitze ihr Geschmack und ihre Duftstoffe voll entfalten: Ananasscheiben, Fruchtspieße mit Weintrauben, Erdbeeren und Aprikosen, Bratäpfel am Stecken, Bananen. Wenn Sie festes Obst direkt auf dem Rost grillen, vergessen Sie nicht, den Rost vorher mit Öl zu bestreichen. Sie können das Obst aber auch schonend in Folie verpackt oder in Aluschalen garen.

Grippe-Impfung

Wenn Sie ein schwaches Immunsystem haben, an einer Atemwegserkrankung leiden oder über 60 sind, dann sollten Sie im Herbst mit Ihrem Arzt über eine etwaige Grippeimpfung und über eine Pneumokokkenimpfung sprechen. Sie haben dann gegen die echte Virusgrippe und gegen Lungenentzündung einen Schutz.

Grippeschutz

Trinken Sie über den Tag verteilt einen Liter Hagebuttentee, und zwar eine Woche lang. Hagebutten enthalten nämlich viel Vitamin C.

Grüner Tee

Wer regelmäßig grünen Tee trinkt, kann sich vor einer Reihe von gesundheitlichen Störungen schützen. Die Blutgefäße bleiben elastisch und jung, Herz und Kreislauf werden gestärkt. Das schädliche LDL-Cholesterin wird reduziert, der Anteil des schützenden HDL-Cholesterins angehoben. Die Anfälligkeit für Karies sinkt. Man wird stark gegen Erkältungen. Grüner Tee macht starke Nerven. Das Risiko, an Magen-, Haut- und Lungenkrebs zu erkranken, geht zurück.

Guarana

Der Extrakt aus den Samen der Guarana-Pflanze wird bei uns in Kapselform gegen Müdigkeit zum Aufbau neuer Energie eingesetzt. Jetzt hat eine Studie in Südamerika ergeben: Guarana fördert auch ganz gewaltig die Liebeslust.

Gurke gegen vielerlei Beschwerden

Wer oft Gurken isst, kann damit Gelenksschmerzen lindern, Verstopfung bekämpfen, Nieren und Blase stärken, das Bindegewebe festigen. Gurken entwässern und entlasten damit das Herz.

Gurke löscht den Durst

Gurken bestehen zu 95 Prozent aus Wasser. Wer an heißen Tagen zu wenig trinkt, der kann einiges aufholen, indem er viel Gurke isst. Man kann das selbst testen: Wenn Sie nach einer Wanderung oder nach dem Radfahren erschöpft und durstig sind, dann brauchen Sie nur in eine rohe Gurke hineinzubeißen, und schon fühlen Sie sich wieder fit.

Gurkenkerntee

Wenn Sie im Herbst die letzten heimischen Gurken konsumieren, sollten Sie die Kerne des Gemüses aufheben und trocknen. Ein Teelöffel voll wird in einem Mörser in kleine Stücke gerieben, in einer Tasse mit einem Viertelliter kochendem Wasser übergossen. Das Ganze 15 Minuten ziehen lassen, anschließend durchseihen und abkühlen lassen. Lauwarm trinken. Der »Gurkenkerntee« stärkt die Nieren und die Blase für kalte Tage. Denken Sie immer daran: Es ist sehr wichtig, in der kalten Jahreszeit die Füße immer warm zu halten. So beugt man Blasen- und Nierenentzündungen vor.

Gurkenmaske – Feuchtigkeit für trockene Haut

Die Sommersonne hat die Gesichtshaut vieler Menschen in den vergangenen Monaten ausgetrocknet. Mit einem einfachen Rezept können Sie sie wieder beleben:
Kaufen Sie eine überreife Gurke, die schon etwas gelb wird. Fein raffeln und durchkneten. Mit dieser Masse das ganze Gesicht einreiben und den Gurkenbrei 20 Minuten einwirken lassen. Danach nur abtrocknen, nicht abwaschen.

Haar – Kamillentee und Bier gegen Wetterstress
Waschen Sie Ihr von der Kälte gestresstes Haar lieber mit Kamillentee als mit Wasser. Hilfe fürs sonnenstrapazierte Haar: Spülen Sie die Haare nach dem Waschen mit Bier.

Haar – Massage mit Eigelb
Wenn unser Haar in der kalten Jahreszeit winterlichen Temperaturen und trockener Heizungsluft ausgesetzt ist, wird es sehr strapaziert: Es wird trocken, spröde, brüchig und glanzlos. Wirksam gegen sprödes Haar ist eine tägliche Massage mit einem Eigelb, vermischt mit zehn Tropfen Rizinusöl.

Haar – Tipps für den Glanz
Bei glanzlosem, kraftlosem Haar haben sich Einreibungen mit Kresse-Frischpflanzensaft bewährt. Auch Apfelessig macht glänzend. Mischen Sie einen Liter lauwarmes Wasser mit zehn Esslöffeln Apfelessig. Spülen Sie damit das Haar zehn Minuten lang.

Haar – Weizenkeimöl macht elastisch
Gegen trockenes, sprödes Haar massieren Sie Weizenkeimöl in die Kopfhaut.

Haarausfall

Ein altes Hausmittel gegen Haarausfall: Reiben Sie die Kopfhaut mit Brennnesseltee ein. *Ein weiteres Rezept: Ein Eigelb mit fünf Esslöffeln Olivenöl und zehn Esslöffeln Rum (40-prozentig) verquirlen. Reiben Sie abends die Kopfhaut damit ein. Erst am nächsten Morgen auswaschen.*

Haarkur

Umweltschadstoffe, Kälte und Feuchtigkeit machen im Winter unseren Haaren schwer zu schaffen. Sie brauchen ab und zu etwas Besonderes:

Mischen Sie einen Teelöffel Honig, zwei Eigelb, ein Eiweiß, ein paar Tropfen Olivenöl und den Saft einer Zitrone. Massieren Sie diese Mischung ins Haar und lassen Sie diese fünf Minuten einwirken. Anschließend mit lauwarmem Wasser ausspülen.

Haarpflege

Haare leiden unter der schädlichen UVA-Strahlung genau wie die Haut und brauchen deswegen in der sonnigen Jahreszeit besonders viel Pflege und Sorgfalt. In der prallen Sonne sollten Haar und Kopfhaut mit einer Leinenkappe geschützt werden, sie hält etwa 90 Prozent der UV-Strahlen ab. After-Sun-Shampoos leisten in der sonnigen Jahreszeit gute Dienste, um ausgeblichenen und brüchigen Haaren vorzubeugen. Eine regelmäßige Haarkur verleiht Widerstandskraft und Elastizität. Das Haar sollte stets nur lauwarm gewaschen und möglichst an der Luft getrocknet werden. Gegen Schuppen in den Haaren: Reiben Sie Ihre Kopfhaut regelmäßig mit Klettenwurzelöl ein.

Haarwasser

Rosmarin ist ein gutes Haartonikum und dämmt das Nachfetten der Haare ein: Geben Sie für eine Haarlotion einen Teelöffel des ätherischen Öls auf zehn Milliliter Wodka oder Gin. Schütteln Sie das Ganze gut und verwenden Sie die Flüssigkeit etwa eine Stunde vor dem Waschen der Haare.

Hafer

Hafergerichte sind ideal für Menschen, die großen körperlichen oder geistigen Belastungen ausgesetzt sind. Hafer ist ein idealer Langzeitenergiespender, der die Verdauung nicht belastet. Seine die Stimmungslage positiv beeinflussende Wirkung und der Wohlgeschmack machen ihn auch zur beliebten Dauerkost für sportlich aktive Menschen. Besondere Bedeutung hat Hafer auch als Bestandteil cholesterinbewusster Ernährung erlangt.

Hafermark

Wenn Sie an kalten und trostlosen Wintertagen kraftlos und schlecht gelaunt sind, essen Sie eine Hafermarksuppe, geben Sie Vollkornhaferflocken ins Müsli oder knabbern Sie Haferflocken mit Nüssen. Haferflocken wirken leistungssteigernd, geben geistige und körperliche Kraft und aktivieren den Botenstoff Dopamin, eine Vorstufe des Gute-Laune-Hormons Serotonin.

Hafertee

Gegen erhöhte Harnsäure-Werte: Trinken Sie drei Wochen täglich einen Liter grünen Hafertee. Wie bei allen Kräuterteekuren sollte man danach eine Pause einlegen, da sich der Körper nach drei Wochen an die Wirkstoffe gewöhnt hat.

Hagebutte

Trinken Sie gegen den Durst Hagebuttentee. Essen Sie zum Frühstück Hagebuttenkonfitüre. Überall ist viel Vitamin C drin. Das stärkt die Abwehrkräfte.

Halsschmerzen – Kräuterbonbons beruhigen

Tagsüber helfen Kräuterbonbons. Das Lutschen fördert die Speichelproduktion, was die gereizte Rachenschleimhaut beruhigt.

Halsschmerzen – Naturrezept mit Johannisbeersaft

Wollen Sie ein einfaches, kurioses Naturrezept kennen lernen, mit dem Sie Halsschmerzen vorbeugen können? Hier ist es: *Mixen Sie vier Esslöffel schwarzen Johannisbeersaft, einen Esslöffel Bienenhonig und zwei Esslöffel frisch gepressten Zitronensaft. Trinken Sie einmal am Tag diesen Sirup in kleinen Schlucken.*

Halsschmerzen – Sirup gegen die Erreger

Mischen Sie vier Teelöffel Wasser, vier Teelöffel Apfelessig, vier Teelöffel Honig und einen halben Teelöffel Cayennepfeffer. Von diesem Sirup lassen Sie zweimal am Tag einen Teelöffel langsam im Mund zergehen. Das wirkt antiviral und antibakteriell.

Halsschmerzen mit Wickeln lindern

Verteilen Sie eine Packung zimmerwarmen Quark fingerdick auf einem Tuch und legen den Quark mit dem Tuch an den Hals. Binden Sie einen Wollschal darüber und lassen Sie es drei Stunden einwirken. Die Inhaltsstoffe des Quarks ziehen Gifte aus der Haut und fördern die Durchblutung des Rachenraumes. Ebenso wirkt ein Wickel mit Apfelessig. Legen Sie dazu über Nacht ein in Apfelessig getauchtes Leinentuch um den Hals. Befestigen Sie den Wickel mit einem Wollschal.

Halsschmerzen weggurgeln

Gießen Sie einen Viertelliter lauwarmes Wasser in ein Glas, verrühren Sie einen Teelöffel Kochsalz und gurgeln Sie damit. Sie können auch mit Salbeitee oder Kamillentee gurgeln.

Hämorrhoiden und andere Venenprobleme

Wer unter Hämorrhoiden, Krampfadern und anderen Venenproblemen leidet, sollte jeden Tag 100 Gramm reife Brombeeren verzehren oder jeden Tag ein Glas Brombeersaft trinken.

Hände – Knoblauch fördert die Durchblutung

Wer immer kalte Hände hat, sollte diese mehrmals am Tag mit Sesamöl einreiben. Von innen her ist es sinnvoll, im Kampf gegen ewig kalte Hände regelmäßig Knoblauchpräparate zu nehmen. Der Hauptwirkstoff im Knoblauch – Allicin – fördert die Durchblutung der Hände.

Harmoniesucht

Zeigen Sie Ihre Gefühle. Fressen Sie nichts in sich hinein. Das hält Ihr Herz gesund. Seelisches Wohlbefinden hat nichts mit

Harmoniestreben zu tun. Zur seelischen Gesundheit gehört auch die Fähigkeit und Bereitschaft, sich auseinander zu setzen, zu streiten, zu verzeihen, Kränkungen zu überwinden, Konflikte zu bewältigen und Position zu beziehen.

Harnsäureabbau

In der kalten Jahreszeit wird mehr Fleisch konsumiert. Das kann zu erhöhten Harnsäurewerten führen. Die Harnsäure setzt sich in den Gelenken ab und kann rheumatische Beschwerden auslösen. Beim Abbau der Harnsäure hilft grüner Hafertee: Trinken Sie drei Wochen lang täglich einen Liter.

Harnwege

Ein Liter Heidekrauttee, über den Tag verteilt getrunken, spült die Harnwege durch, desinfiziert sie und beugt Nierensteinen vor.

Hausapotheke

Die Hausapotheke sollte kindersicher an einem kühlen und lichtgeschützten Platz aufbewahrt werden, also nicht im Badezimmer oder in der Küche.

Hausstaubmilbe

Die meisten Hausstaubmilben sind im Bett. Hier darf es keine Rosshaarmatratzen, keine Schafwoll- oder Kamelhaardecken geben. Die Alternative: Schaumstoffmatratzen, die alle zwei Jahre gewechselt werden, sowie Decken und Kopfkissen aus kochbaren Kunstfasern. Die Bettwäsche sollte jede Woche gewechselt und bei mindestens 60 Grad gewaschen werden. Matratzen und Bettbezüge sollten täglich belüftet werden. Lieblingsstofftiere von Kindern werden folgendermaßen von Milben und Milbenkot befreit: In einem Plastiksack für mehrere Stunden in die Tiefkühltruhe legen, anschließend gut waschen.

Haustier

Wer im Berufsleben viel Stressbelastung hat, sollte sich nach Feierabend mit einem Haustier beschäftigen. Eine Studie von Prof. Dr. Karen Allen von der Universität New York hat ergeben: Blutdruck und Pulswerte, die durch den Stress außer Kontrolle geraten sind, werden in Gesellschaft eines Hundes, einer Katze oder eines Stubenvogels wieder optimal. Das bringt nicht einmal der Lebenspartner fertig.

Haut – Auch Kinderhaut braucht Fett

Bei rauer und kalter Witterung braucht die Haut, insbesondere die von Babys und Kleinkindern, einen besonderen »Frostschutz«, und zwar Fettcremes und Öle (keine Feuchtigkeitscremes).

Haut – Fett schützt vor Kälte

Wer von Natur aus trockene Gesichtshaut hat, der muss sie ganz besonders vor Kälte und Wind schützen. Verwenden Sie eine fette Tagescreme oder sogar tagsüber die Nachtcreme. Frauen sollten darüber ein fettes Make-up auftragen. Das schützt zusätzlich. Fette Haut übersteht die Belastungen des Winters besser. Ein sehr guter Schutz ist auch eine Intensivcreme mit 15 Prozent Vitamin E.

Haut – Früchte gegen Falten

Wenn man merkt, dass die Haut besonders trocken ist und zu neuer Faltenbildung neigt, sollte man einige Zeit spezielle »Faltenkiller« konsumieren.
Dazu gehören Äpfel, Ananas, Avocados, Brokkoli, Kiwis, Mandarinen, Melonen, Möhren, Paprika, Papayas, Petersilie, Schnittlauch und Tomaten.
Das Vitamin A hält die Haut glatt und Vitamin C baut wertvolles Kollagen zur Straffung der Haut auf.

H

Haut – Gurken für Frische
Wer zehn Minuten lang Gurkenscheiben aufs Gesicht auflegt, versorgt die Haut mit Flüssigkeit, wertvollen Vitaminen und Mineralstoffen. Wer den Teint regelmäßig mit Gurkenwasser wäscht, bremst die Faltenbildung und hält die Haut jung.

Haut – Kaviar fürs Bindegewebe
Kaviar nährt die Hautzellen und regt den Hautstoffwechsel an. Durch die Arbeit der Zytokine können Hautschäden behoben werden. Kollagene Fasern nehmen wieder mehr Feuchtigkeit auf. Das Bindegewebe wird straff und fest. Die Haut wird wieder glatt. Das funktioniert übrigens auch mit Kaviarersatz.

Haut – Kieseläure gegen Falten
In der kalten Jahreszeit haben viele von uns Probleme mit dem Aussehen: mehr Falten im Gesicht, brüchige Fingernägel, schütteres Haar, schlaffe Haut. Für eine gesunde Haut benötigen wir Kieselsäure, die Silizium enthält. Damit wird ein Säureschutzmantel aufgebaut. Ideal: Hirse als Hirseflocken in der Suppe, Hirsebrei oder Hirseauflauf. **Wichtig für den Aufbau des Kollagens in der Haut ist Vitamin C:** Essen Sie Kiwis, Orangen, Mandarinen, Grapefruits, Sauerkraut, Paprikaschoten. Die Haut braucht auch Vitamin A und das Provitamin Beta-Karotin: Das liefern Möhren, Papayas und Kürbis. Gegen Altersflecken helfen Vitamin E und Selen: Essen Sie Vollkornprodukte und Meeresfisch.

Haut – Kirschen stärken das Bindegewebe
Auch Kirschen haben eine kosmetische Wirkung für unsere Haut, und zwar dank ihrer Anthocyanidine. Sie stärken das Bindegewebe und bekämpfen jene schädlichen Enzyme, die unsere Haut welk, alt und faltig machen.

Haut – Natürliche Avocadomaske

Heizungsluft und Kälte beanspruchen die Haut. Eine fettreiche Avocadomaske ist eine Wohltat für die strapazierte Gesichtshaut: Das Fruchtfleisch einer Avocado zusammen mit einem Teelöffel Sonnenblumenöl und einem Teelöffel Joghurt pürieren, auftragen. Eine Viertelstunde einwirken lassen, mit lauwarmem Wasser abwaschen.

Haut – Quarkmaske für Feuchtigkeit

Viele leiden derzeit an besonders trockener Gesichtshaut. Die Ursache: zu wenig Luftfeuchtigkeit in beheizten Räumen. So führen Sie dem Teint Feuchtigkeit zu: Verrühren Sie eine Banane mit einem Esslöffel Quark und einem Teelöffel Jojobaöl. Tragen Sie den Brei als Maske auf und lassen Sie ihn 20 Minuten einwirken. Auch feuchte Tücher im Wohnraum aufzuhängen, hat sich sehr bewährt.

Haut – Sanfte Pflege mit Milchprodukten

Die sanfteste Pflege für die Haut: Reiben Sie ihre Haut mit Buttermilch ein oder vermischen Sie etwas Molke mit Quark zu einem Brei. Tragen Sie die Masse auf die Gesichtshaut auf. Nach 20 Minuten mit lauwarmem Wasser abspülen. Ein Hautpflegemittel der besonderen Art: Kochen Sie 100 Gramm Meerrettich mit einem halben Liter Milch auf. Anschließend durchseihen und abkühlen lassen. Dann die Milch in die Haut einreiben.

Haut – Traubensaft macht Wangen rot

Wenn Sie ein blasses Gesicht haben: Trinken Sie jeden Tag einen Viertelliter roten Traubensaft. Blaue Trauben fördern die Durchblutung der Haut. Verantwortlich dafür ist der Farbstoff Anthocyan. Außerdem enthält roter Traubensaft das Provitamin A Beta-Karotin, das die natürlichen Abwehrkräfte in der Haut stärkt.

Haut – Trinken für glatte Haut

Wer zu wenig trinkt, liefert von innen her seiner Haut zu wenig Flüssigkeit. Das bedeutet: Es bilden sich mehr Falten. Wer viel Wasser trinkt, behält länger seine glatte, junge Haut. Außerdem kann man depressiv werden, wenn man zu wenig trinkt. Giftstoffe, die über den Harn nicht entsorgt werden, gelangen zum Gehirn und blockieren jene Botenstoffe, die für positives Denken verantwortlich sind. Drei Liter am Tag wären ideal, im Sommer auch mehr.

Hautpflege

Wenn das Gesicht in der kalten Jahreszeit vor Kälte schmerzt: Waschen Sie die Haut mit Walnussschalentee. Pflegen Sie Gesicht und Hände mit einer auf Fett basierenden Creme oder einem Öl. Feuchtigkeitscremes, die auf Wasserbasis hergestellt sind, ziehen zwar schneller in die Haut ein, schützen die Haut jedoch nicht vor Kälte. Rot gefrorene Hände waschen Sie mit einem Brei aus Heilerde. Anschließend mit Mandelöl einreiben.

Hautschuppen

Schuppige Gesichtshaut bekämpft man mit Karottensaft. Er wird sowohl äußerlich als auch innerlich angewendet: Man trinkt ihn und reibt ihn in die Gesichtshaut ein.

Hautschutz

Wenn Sie an Regentagen aus dem Haus müssen, sollten Sie Ihre Gesichtshaut besonders schützen.
Hier das Rezept: Mischen Sie sechs Teelöffel Mandelöl, zwei Teelöffel Weizenkeimöl, einen Teelöffel Kamillenöl, drei Tropfen Sandelholzöl, zwei Tropfen Rosmarinöl und zwei Tropfen Anisöl. Massieren Sie die Mischung 30 Minuten, bevor Sie aus der Wohnung gehen, in die Haut. Mein Rat: Einfach ausprobieren!

Hautunreinheiten

Trinken Sie einige Wochen jeden Tag einen Viertelliter Stutenmilch. Wenn Sie Schwierigkeiten haben, an frische Milch zu kommen, sind Stutenmilchkapseln zu empfehlen. Eine Stutenmilchkapsel enthält 200 Milligramm Stutenmilchkonzentrat und entspricht einem Esslöffel frischer Stutenmilch. Zusätzlich sind acht Milligramm Kieselerde für Haut, Haare und Nägel enthalten.

Heidekrautteekur

Viele handeln sich an kalten und nassen Tagen einen Blasenkatarrh oder eine Harnwegsentzündung ein. Sorgen Sie immer dafür, dass Krankheitserreger rasch wieder aus den Harnwegen abtransportiert werden. Machen Sie eine Dreiwochenkur mit täglich einem Liter Heidekrauttee, vielen auch als Erikatee bekannt.

Heidelbeere

Ein bewährtes Mittel gegen Brennen auf der Zunge: Essen Sie frische Heidelbeeren. Getrocknete Heidelbeeren sind auch ein bewährtes Rezept gegen Durchfall, denn Heidelbeeren wirken als natürliches Antibiotikum.

Ein schnelles Rezept für ein Dessert: Legen Sie in eine Dessertschale eine Kugel Vanilleeis. Darüber streuen Sie fünf Esslöffel gut gewaschene Heidelbeeren. Übergießen Sie alles mit vier Esslöffeln saurem Rahm.

Heiserkeit – Halstabletten können helfen

Auch Halstabletten können bei Rachenentzündungen viel bewirken. Insbesondere Halstabletten, die antiseptische Substanzen, Menthol und Anisöl enthalten, lindern die Symptome und verkürzen die Beschwerdedauer. Ansonsten gilt die Devise: Mund halten und schweigen!

H

Heiserkeit – Schweigen ist Gold

Bei Heiserkeit ist absolutes Schweigen für zwei Tage eine sinnvolle, wenn auch schwer durchzuhaltende Therapie. Die meisten Menschen flüstern, um ihre Stimme bei Heiserkeit zu schonen. Jedoch sollte man wissen, dass Flüstern die Stimmbänder noch mehr belastet.

Heiserkeit – Verschiedene Hausmittel

Ein raues Gefühl im Hals kann man oft mit einem Kräuterbonbon besiegen. Der Hauptgrund: Durch das Lutschen wird die Speichelproduktion angeregt.

Wenn aus dem rauen Gefühl Heiserkeit wird: Taschentuch mit Olivenöl tränken, über Nacht an den Kehlkopf binden. Gurgeln Sie bei Heiserkeit mit einem Viertelliter lauwarmem Wasser und zehn Tropfen Teebaumöl.

Der Genuss von genau drei Bratäpfeln ist ebenfalls ein wirkungsvolles Hausmittel gegen Heiserkeit.

Heißhungerattacke – Viele kleine Mahlzeiten statt ständig naschen

Viele von uns sind erstaunt: Sie essen kalorienbewusst und werden trotzdem dick. Die Erklärung: Wir alle vergessen oft, was wir sonst zwischendurch naschen. Ein Beispiel: Wer mittags in der Firmen-Kantine das fleischlose Leicht-Müsli wählt, hat bald wieder Hunger. Man holt sich schnell einen Eis-Schlecker aus dem Automaten und hat damit sofort wieder 330 Kalorien getankt.

Viele denken: Wenn ich schlank werden will, dann esse ich am besten nur eine Mahlzeit am Tag. Das hilft wenig. Essen Sie lieber fünf bis sieben ganz kleine Mahlzeiten über den Tag verteilt. Bei einer einzigen größeren Mahlzeit am Tag kommt es in den meisten Fällen immer wieder zu quälenden Heißhungerattacken zwischendurch.

Heißhungerattacke – Zähneputzen vertreibt den Appetit
Wollen Sie abnehmen, leiden aber immer wieder an Heißhungerattacken? Dagegen gibt es einen einfachen Trick: Sobald der Hunger aufkommt und Sie der Versuchung ausgesetzt sind, etwas zu essen, gehen Sie ins Badezimmer und putzen gründlich die Zähne. Der Frische-Geschmack im Mund vertreibt den Hunger.

Herbstdepression
30 Tropfen Rosenöl ins Taschentuch, immer einmal zwischendurch daran riechen. Umgeben Sie sich mit den Farben Gelb und Orange, das muntert auf. Lassen Sie an Sonnentagen die Farbenpracht der Natur auf sich wirken.

Herpes
Bei ersten Anzeichen eines Herpes- oder Fieberbläschens: Betupfen Sie die Hautstellen mit Teebaumöl. Es hat starke natürliche antibiotische und antivirale Kräfte.

Herz und Kreislauf
Über den Tag verteilt fünf Äpfel essen, dabei intensiv kauen: Das stärkt Herz und Kreislauf.

Herzinfarkt
Jeder kann das Risiko, einen Herzinfarkt zu erleiden, auf ein Minimum reduzieren: Rauchen aufgeben, Übergewicht abbauen, Bluthochdruck behandeln, zu hohen Cholesterinspiegel senken, viel Bewegung, nichts essen, was schwer im Magen liegt, psychischen Stress, plötzliche Anstrengungen und plötzlichen starken Temperaturwechsel meiden.

Herzmedikamente
Nehmen Sie Bluthochdruck- und Herzmedikamente nie mit Pampelmusensaft ein. Der saure Saft bremst den Abbau der

Arzneimittel. Größere Mengen des Wirkstoffes als gewollt gelangen so ins Blut und wirken stärker als erwünscht.

Herzschmerzen

Wenn Sie ein gesundes Herz haben und dennoch plötzlich Herzschmerzen verspüren, dann versuchen Sie es zuerst mit Atemübungen in frischer Luft. Sehr oft sind dann die Schmerzen weg. An der Universität Zürich hat man festgestellt: Durch falsches, zu schnelles Atmen kann es zu Schmerzen in der Brust kommen, die richtigen Herzschmerzen sehr ähnlich sind.

Hexenschuss – Für entspannte Muskeln sorgen

Legen Sie sich in schmerzfreier Stellung hin, am besten auf den Rücken mit auf einem Stuhl hochgelagerten Unterschenkeln. Lange so liegen bleiben. Die Schmerzstellen mit Olivenöl oder Propolissalbe einreiben. Die durch den Hexenschuss steinhart gewordene Muskulatur im Rücken muss weich gemacht werden. Nehmen Sie anschließend einige Tage hoch dosiertes pflanzliches Vitamin E.

Hexenschuss – Mit Bewegung schneller schmerzfrei

Eine unachtsame Bewegung – und da ist er, der »Hexenschuss«. Nicht bewegen? Hinsetzen, hinlegen? Die Ärzte raten: Ignorieren Sie Ihre Schmerzen! Bewegen Sie sich! Gehen Sie umher und machen Sie Gymnastik, so gut es geht. Dann sind Sie schneller wieder gesund.

Hexenschuss – Wärme hilft entspannen

Wer kennt sie nicht, die Schmerzen, die plötzlich ins Kreuz schießen und die Lendenwirbelsäule blockieren? Ausgelöst wird der so genannte Hexenschuss meistens durch Kälte, durch zu langes Sitzen und durch zu schweres (und orthopädisch falsches) Heben. Tun Sie rasch etwas dagegen. Es gibt manch ungewöhnliches, aber wirkungsvolles Rezept.

Mehrere Zwiebeln in Scheiben schneiden, in Wasser weich kochen. Anschließend durchseihen.

Wickeln Sie nun die heißen Zwiebelscheiben in ein Tuch und legen Sie es – so heiß wie möglich – auf die Schmerzstelle. Darüber geben Sie ein trockenes Wolltuch. Sobald die Zwiebelscheiben lauwarm werden, sofort eine neue heiße Auflage machen.

Hilfreich ist auch ein Medizinal-Rheumabad mit Heublumenextrakten in der Badewanne.

Legen Sie eine mit heißem Wasser gefüllte Gummiwärmflasche auf die schmerzende Stelle. Die Hitze weitet die verengten Blutgefäße.

Lassen Sie sich – wie das schon die Kölner Klosterfrau Maria Clementine Martin im vergangenen Jahrhundert empfohlen hat – die schmerzende Stelle mit Franzbranntwein oder mit Franzbranntwein-Gel einreiben. Vielleicht schaffen Sie es auch selbst. Die Inhaltsstoffe der Naturarznei erwärmen das Muskelgewebe und fördern damit die Selbstheilung.

Himbeerbrause

Himbeersirup, mit Wasser aufgegossen, ist ein optimales natürliches Elektrolyt-Getränk. Ein herrlicher Durstlöscher, der schnelle Energie liefert und damit auch als Sport-Drink gut geeignet ist. Es darf nur kein chemischer Limonadensirup mit künstlichem Himbeergeschmack sein!

Himbeere – Vitamin C und Rutin

Durch die beachtliche Menge an Vitamin C schützt die Himbeere vor Sommererkältungen und verhindert in Zusammenarbeit mit dem Rutin Zahnfleisch- und Nasenbluten. Genießen Sie also wann immer möglich ein leckeres Himbeer-Dessert.

Himbeeren entwässern
Himbeeren wirken entwässernd und Darm reinigend. Nieren und Blase werden gestärkt und aktiviert.

Himbeeren sind reich an Biotin
Wollen Sie Ihre Haut lange geschmeidig erhalten? Wollen Sie glänzendes, festes und volles Haar haben? Dann brauchen Sie im Organismus reichlich Biotin. Das ist unser Schönheitsvitamin schlechthin, ein Vitamin aus dem B-Komplex. Wenn wir genügend Vorrat davon besitzen, sehen wir attraktiver und jünger aus. Sie müssen aber nicht in die Apotheke gehen. Sie können sich viel einfacher und vor allem schmackhafter mit Biotin versorgen. Essen Sie Himbeeren. Sie sind die Spitzenlieferanten für unser Schönheitsvitamin.
Himbeeren schmecken direkt vom Strauch ebenso gut wie in den mannigfachen Dessertzubereitungen. Ihrer Fantasie sind keine Grenzen gesetzt.

Hirse
Die Hirse liefert im auch Winter Sonnenschein. Darum hat man dieses Getreide schon im Mittelalter instinktiv das »fröhliche Getreide« genannt. Man hatte beobachtet: Wer Hirse isst, der hat an tristen Wintertagen bessere Laune. Die Wirkung der Hirse ist auf den reichen Gehalt am Nervenvitamin B und am Spurenelement Zink zurückzuführen, das ja für gute Stimmung mitverantwortlich ist.

Hitze – Für Kühlung sorgen
Halten Sie den Puls der Hände unter kaltes Leitungswasser. Auch eine kühlende Nackenrolle bringt schon nach einigen Minuten Erleichterung oder reiben Sie mit ein paar Eiswürfeln Stirn und Schläfen ein. Stecken Sie die Füße in einen Eimer mit kaltem Wasser.

Hitze – Leichte Kost
Essen Sie an heißen Tagen als Hauptmahlzeit nichts Schweres, nur einen Teller Salat oder Nudeln. Ein blitzschnelles Kraftrezept für anstrengende Sommertage: Eine Portion Vollkornnudeln mit einem Teelöffel Olivenöl. Bei Kreislaufbeschwerden durch die Hitze hilft oft ein Viertelliter Wasser mit zwei Teelöffeln Apfelessig. Wer stark ins Schwitzen gerät, sollte sich sofort umziehen, sonst handelt er sich leicht eine Erkältung ein.

Hitze – Lieber lauwarm statt eiskalt
An heißen Tagen sollte man übrigens niemals eiskalt duschen und nichts Eiskaltes trinken. Das führt erst recht zu Schweißausbrüchen.

Hitze – Natürliche Mittel gegen Befindlichkeitsstörungen
Heiße Tage verursachen mitunter Befindlichkeitsstörungen, die sich mithilfe der Natur schnell lindern lassen.
Migräne: Legen Sie ein mit Apfelessig getränktes Tuch in den Nacken.
Gelenkbeschwerden: Nehmen Sie ein warmes Wannenbad.
Müdigkeit am Nachmittag: Atmen Sie den Duft von ätherischem Orangenöl ein, das belebt.
Erschöpfung: Drücken Sie zwischen den gefalteten Händen eine Holzkugel oder kochen Sie einen Viertelliter Wasser auf und trinken Sie es in kleinen Schlucken.

Holundersaft
Wenn Sie zwar gut einschlafen können, aber bald wieder aufwachen und nicht weiterschlafen können, stellen Sie sich eine Flasche Holundersaft bereit. Trinken Sie etwa einen Achtelliter in kleinen Schlucken. Dann gehen Sie ein wenig in der Wohnung umher und blättern in einem Buch. Danach sofort hinlegen. Sie werden entspannt wieder einschlafen.

H Hornhaut

Zitronensäure löst stark verhornte Hautstellen an Ellenbogen, Knien und Füßen. Träufeln Sie etwas frischen Zitronensaft auf die betroffenen Stellen und massieren ihn leicht ein. Einige Zeit einwirken lassen, dann gründlich abspülen und eincremen.

Hotelaufenthalt

Vorsicht! Wenn in Ihrem Ferienhotel gelbes oder braunes Wasser aus dem Wasserhahn oder aus der Dusche kommt, dann ist das Wasser wahrscheinlich mit Legionellen-Viren verseucht. Diese können Lungenentzündung mit tödlichem Ausgang auslösen. Drehen Sie alle Wasserhähne ganz auf »heiß« und lassen Sie das heiße Wasser fünf Minuten laufen. Die Viren sterben bei 50 Grad Celsius ab. Gehen Sie auf Teppichböden im Hotel niemals barfuß. Hier besteht große Gefahr für die Übertragung von Fußpilz. Benutzen Sie mitgebrachte Hausschuhe oder Sandalen. Sie sollten in fremden Betten auch niemals nackt schlafen, vor allem dann nicht, wenn Sie das Gefühl haben, dass die Bettwäsche nicht wirklich sauber ist.

Hotelbett

In den ersten Nächten haben viele von uns am Urlaubsziel Schafprobleme im fremden, ungewohnten Hotelbett. Nehmen Sie keine Schlaftabletten. Gehen Sie vor dem Zubettgehen noch ein wenig draußen spazieren. Geben Sie fünf Tropfen Lavendelöl oder Baldrianöl auf ein Textiltaschentuch und legen Sie es auf das Kopfkissen oder trinken Sie einen Achtelliter Wein. Wenn Sie in Ihrem Urlaubshotel im heißen, sonnigen Süden eine Klimaanlage in Ihrem Zimmer haben, dann sollten Sie nachts warme Kleidung tragen, etwa einen Jogginganzug. Sonst können Sie sich im Schaf ganz gehörig erkälten.

Hüftspeck

Eine bewährte Übung für alle, die schmale Hüften bekommen wollen: Legen Sie sich seitlich auf eine weiche Unterlage. Strecken Sie den rechten Arm aus und legen Sie Ihren Kopf darauf. Das rechte Bein ist ausgestreckt, das Becken wird leicht nach vorn gedrückt. Heben Sie nun das linke Bein so hoch wie möglich. Stützen Sie sich dabei mit der linken Hand am Boden ab. Wiederholen Sie die Übung bis zu 20-mal und zwar dreimal täglich.

Hühneraugen

In der kalten Jahreszeit müssen wir auf Grund der Witterung festere Schuhe tragen. Für viele kommt dann die Zeit der schmerzhaften Hühneraugen. Hier ein Naturrezept dagegen: *Zerdrücken Sie mit den Fingern eine große Sultanine, auf das Hühnerauge legen und ein Wundpflaster darüber geben. Über Nacht einwirken lassen. Sie müssen die Prozedur mehrere Nächte wiederholen.*

Hula-Hoop

Der gute, alte Hula-Hoop-Reifen kehrt wieder zurück. Können Sie sich noch daran erinnern? Diesmal aber kommt er als »Gesundheits-Reifen« aus Japan, wo es bereits eine Magic-Hoop-Hysterie gibt. Der neue Reifen hat an der Innenseite Plastiknoppen, die einen Massage-Effekt bewirken, und ein eingebautes Zählwerk, das den Kalorienverbrauch anzeigt.

Humor

Gehen Sie humorvoll durchs Leben. Nehmen Sie nicht alles so tierisch ernst. Genießen Sie lustige Situationen. Das ist wichtig für Ihre Gesundheit. Am Max-Planck-Institut in München rechnet man zum Intelligenzquotienten eines Menschen auch dessen HQ, den Humorquotienten. Je höher dieser gemessen wird, desto besser ist das für die körperliche und seelische Gesundheit.

H

Hunger – Nicht aus Gewohnheit essen

Sie kennen das sicher alle: Man ist am Vormittag bei der Arbeit und schaut dann so allmählich auf die Uhr und wenn die Zeiger sich nach und nach der Mittagsstunde nähern, dann haben wir nur mehr einen fixen Gedanken: das Mittagessen. Dieser Gedanke lässt uns nicht mehr los, bis wir dann – allein oder mit Kollegen – tatsächlich zum Essen gehen. Doch wenn wir ganz ehrlich sind: Sehr oft haben wir noch gar keinen Hunger. Wir geben nur einer Gewohnheit nach. Das sollten Sie ändern. Vergessen Sie nicht: Alles im Leben wird vom Kopf her gesteuert. Gehen Sie wirklich nur dann zum Essen, wenn Sie Hunger haben – und bitte, verwechseln Sie nicht Hunger mit Appetit.

Hunger stoppen

Zu den beliebtesten Kräutern, die wir in der Küche verwenden, gehört die Kresse. Sie wächst schnell und kann sogar auf jedem Balkon oder Fensterbrett angebaut werden. Wer abnehmen will, braucht viel Kresse. Kresse ist nämlich reich an dem Spurenelement Chrom. Chrom ist eine wichtige Substanz, die unser Gefühl für das Sattsein steuert. Ohne Chrom würden wir haltlos immer weiter essen. Außerdem steuert das Chrom den Fettstoffwechsel.

So nützen Sie die Kraft dieses Spurenelements. Essen Sie in nächster Zeit regelmäßig Kresse. Jeden Tag eine Hand voll. Gut waschen und auf den Salat streuen oder belegen Sie ein dünn gebuttertes Vollkornbrot dick mit Kresse.

Hungerbremse

Mit ganz bestimmten Griffen und Übungen aus der chinesischen Akupressur können Sie sehr wirksam den Hunger bremsen und das Abnehmen besser durchhalten. Hier der bekannteste Griff: Dazu brauchen Sie den Ohrpunkt Nr. 13. Suchen Sie mit dem Zeigefinger der linken Hand beim Eingang zur linken Ohrmuschel einen kleinen Knorpel. Diesen Knorpel fassen Sie nun mit dem Zeigefinger und dem Daumen und massieren ihn 30 bis 60 Sekunden lang intensiv. Machen Sie danach sieben Sekunden Pause. Die Übung muss mehrmals hintereinander wiederholt werden. Machen Sie das mehrmals am Tag, am besten immer 30 Minuten, bevor Sie sich zu einer Mahlzeit setzen. Von dem Knorpel am Ohr gehen Energiebahnen direkt ins Gehirn, die helfen, den gefährlichen Heißhunger auszuschalten.

Husten – Eukalyptus beruhigt
Bei hartnäckigem Husten: Reiben Sie abends Brust und Rücken mit Eukalyptusöl ein.

Husten – Holundersaft stärkt die Bronchien
Fast jede Erkältung greift auch die Atemwege an. Das ist die Erklärung, warum der Husten sowohl eine typische Begleiterscheinung als auch eine Folge eines grippalen Infektes sein kann. In den meisten Fällen handelt es sich um einen Reizhusten. Wenn es beim Husten in der Brust rasselt, pfeift und schmerzt, wenn die Atemwege stark verschleimt sind, dann muss unbedingt der Arzt aufgesucht werden. In allen anderen Fällen ist es sinnvoll, mit natürlichen Hausmitteln gegen den Husten anzukämpfen.
Besorgen Sie sich eine Flasche Holundersaft und trinken Sie einige Zeit jeden Tag einen Viertelliter. Die Farbstoffe im Holunder stärken die angegriffenen Bronchien.

Husten – Olivenöl und Lavendel helfen
Bei Husten hilft es, ein Tuch mit warmem Olivenöl zu tränken und über Nacht auf die Brust zu legen. Eine beruhigende Wirkung auf die Bronchien hat auch das Einreiben der Brust mit einigen Tropfen zehnprozentigem Lavendelöl.

Husten – Rettich zur Vorbeugung

Wenn Sie Husten von vornherein verhindern wollen: Essen Sie einige Zeit täglich 500 Gramm Rettich. Rettich enthält viel Eisen, Selen, Kupfer, Magnesium und Kalium. Er hat aber auch enorm viel Vitamin C und Folsäure.

Die heilenden Kräfte des Rettichs stecken jedoch in seinen Hauptwirkstoffen, den schwefelhaltigen Senfölen Raphanol, Glukoraphain und Senföl-Glykosid. Sie wirken antibakteriell und pilzabtötend.

Wichtig: Rettich muss man gründlich kauen.

Husten – Thymian und Salbei lockern

Wenn Sie der Husten plagt: Nehmen Sie dreimal täglich einen Esslöffel Thymiansaft ein oder bereiten Sie einen Thymiantee zu: Einen Teelöffel Thymian mit einer Tasse kochendem Wasser übergießen, zehn Minuten ziehen lassen, durchseihen. Auch Salbeitee hilft bei Husten und Heiserkeit und stärkt die natürlichen Abwehrkräfte der Atemwege: Zwei bis drei gehäufte Esslöffel Salbeiblätter werden dazu in kaltem Wasser verrührt, zum Kochen gebracht und drei Minuten gekocht. Dann durchseihen, abkühlen lassen, die ganze Menge ungesüßt über den Tag verteilt trinken.

Im ersten Stadium leichten Hustens helfen auch Hustenbonbons, weil sie die Speichelproduktion fördern, was die gereizte Rachenschleimhaut beruhigt. Mein Rat: Einfach ausprobieren!

Husten – Zwiebel gegen harten Husten

Eine große Zwiebel schälen und ganz klein hacken. Bedecken Sie die Stücke in einer Schüssel fingerdick mit Honig. Lassen Sie das Ganze zugedeckt 12 bis 24 Stunden stehen. Von dem Sirup, der dabei entsteht, nehmen Sie jede Stunde einen Teelöffel voll ein.

Husten und Heiserkeit mit Milchbrei behandeln

Erhitzen Sie einen Viertelliter Milch, kochen Sie darin zwei weiße Brötchen zu einem dicken Brei. Diesen tragen Sie auf Brust und Hals auf und lassen ihn 20 Minuten einwirken.

Hustenmittel

Fast jede Erkältung ist auch mit einem lästigen Husten verbunden. Sicher haben auch Sie schon die verschiedensten Hausmittel und Medikamente dagegen eingesetzt. Aber haben Sie es schon einmal mit einer Sanddorn-Honig-Mischung versucht? Sanddornbeeren werden bei mäßiger Hitze unter ständigem Umrühren weich gedämpft und dann durch ein Haarsieb gedrückt. Das Fruchtmark wird mit derselben Menge Blütenhonig fest verrührt. Bei Husten und zum Schutz vor Erkältungen lassen Sie mehrmals am Tag einen Teelöffel davon im Mund zergehen.

Hygiene bei Grippe

Bei einer Grippe sollten Sie beim Zähneputzen jeden Tag einen neuen Becher benutzen beziehungsweise den benutzten Becher gründlich mit sehr heißem Wasser spülen. Im normalen, feuchten Becher können Ihre eigenen Viren tagelang überleben. Dadurch kann es zu einer neuen Selbstinfektion kommen.

Hygiene in der Erkältungszeit

Es gibt Mitmenschen, die haben einen sehr festen Händedruck. Wenn der Betreffende Ihnen eines Tages die Hand reicht und der Händedruck ist schlapp, dann Vorsicht. Kommen Sie ihm einige Zeit nicht zu nahe. Er brütet dann gerade eine Erkältung aus. Das hat eine amerikanische Studie ergeben. Waschen Sie sich sofort die Hände und gurgeln Sie mit zehn Tropfen Teebaumöl in einem Glas Wasser.

Immunkraft – Streit macht anfällig
Hitze kann aggressiv machen. Meiden Sie jedoch Streit. Er schwächt die Abwehrkräfte. Essen Sie lieber eine Avocado, sie wirkt ausgleichend.

Immunkraft – Zink und Selen unterstützen das Immunsystem
Mit einer köstlichen Scholle nehmen Sie Zink und Selen für Ihre Immunkraft auf. Auch mageres Rindfleisch und weiße Bohnen enthalten große Mengen an Zink und Selen. Zink ist außerdem enthalten in Erbsen, Linsen, Ente, Lamm, Huhn, Schweinekotelett, Weizenmischbrot. Gute Selenlieferanten sind: Apfelsinen, Sojabohnen, Vollmilch, Forelle, Thunfisch, Rotbarsch.

Immunsystem – Bewegung in Maßen unterstützt
Haben Sie gewusst, dass Sie auch mit Bewegung Ihr Immunsystem enorm stärken können? Wenn Sie draußen im Freien wandern, laufen oder seilhüpfen, kann Ihr Organismus verstärkt Abwehrzellen produzieren, weil die Sauerstoffzufuhr erhöht ist und weil Ihr Wohlbefinden gesteigert wird. Überanstrengen dürfen Sie sich beim Sport allerdings nicht. Damit schwächen Sie nämlich Ihr Immunsystem wieder.

Immunsystem – Freude macht stark
Achten Sie darauf, dass Sie jeden zweiten Tag ein freudiges Erlebnis haben: Treffen Sie sich mit jemandem, den Sie sehr mögen. Kaufen Sie sich etwas, was Sie sich schon lange wünschen. Eine Studie an der New York State University hat ergeben: Man stärkt auf diese Weise jedes Mal für 48 Stunden das Immunsystem.

Immunsystem – Orangencocktail stärkt
Die Orange ist die beliebteste Zitrusfrucht, reich an Vitamin C, das vor Erkältungen und vor Stress schützt. Im Fruchtfleisch

und in der weißen schwammigen Schicht zwischen Frucht und Schale sind viele Bioflavonoide. Sie stärken unsere Immunkraft gegen Umweltschadstoffe, Gifte und frühzeitiges Altern. Grundsätzlich ist es sinnvoll, im Winter täglich zwei Orangen zu essen.

Dazu ein Rezept für einen Orangen-Vital-Cocktail (zwei Personen): Zwei Orangen schälen, in Stücke schneiden, Kerne herauslösen. Mit einem Esslöffel Orangen-Marmelade, einem Esslöffel Sanddornsaft und einem halben Liter Buttermilch in den Mixer geben. Am besten morgens trinken.

Immunsystem – Sauerkraut kräftigt

Ein guter Schutz vor Erkältungen: Kauen Sie jeden Tag drei Gabeln voll Sauerkraut intensiv. Ähnlich wie Naturjoghurt hat Sauerkraut eine interessante Wirkung: Es fördert die Bildung von positiven Darmbakterien und stärkt damit die Immunkraft. Es hat auch einen hohen Anteil an Vitamin C und macht uns daher, speziell im Winter, wenn es noch viel zu wenig Freilandgemüse gibt, stark gegen Erkältungen und Stress. Am gesündesten ist Sauerkraut, wenn man es roh isst. Wer es lieber gekocht mag: Es sollte nie länger als 25 Minuten köcheln.

Immunsystem unterstützen

Ärzte an der Uni Erlangen haben herausgefunden: Wer regelmäßig Äpfel und Möhren isst, baut Abwehrstoffe auf. Zuckerstoffe aus Äpfeln und Möhren bekämpfen Giftstoffe und schädliche Keime.

Wenn Sie gerne Tee trinken und damit gleichzeitig Ihr Immunsystem stärken wollen, sollten Sie grünen Tee trinken. Die Polyphenole der Teeblätter bauen einen natürlichen Schutz gegen Erkältungsviren auf. Fragen Sie im Fachhandel nach Schadstoff kontrolliertem grünen Tee.

Infekt – Vorbeugen mit Ingwer und Zitrone

Wenn rundum alle erkältet sind: Kauen Sie mehrmals am Tag eine Ingwer-Wurzel, die Sie vorher in frisch gepressten Zitronensaft getaucht haben.

Insulinausschüttung vermeiden

Wenn Sie abnehmen wollen, sollten Sie nicht nur den Zucker im Kaffee und in anderen Getränken weglassen, sondern auch den Süßstoff. Eine Studie an 80 000 Amerikanerinnen hat ergeben: Auch beim Süßstoff wird Insulin ausgeschüttet. **Die Folge:** Man hat Hunger und isst wieder. Süßstoffbenutzer nehmen oft mehr zu als Zuckerkonsumenten.

Insulinspiegel

Wer auf seine schlanke Linie achten möchte, sollte insbesondere abends auf Lebensmittel mit einfach zu verwertenden Kohlenhydraten wie Weißbrot, Gebäck und Zucker verzichten, denn sie lassen den Insulinspiegel steigen. Insulin blockiert die Wachstumshormone, die dazu beitragen, dass während des Schlafs Fett abgebaut wird.

Jet-Lag
Wenn Sie in den sonnigen Süden flüchten: die Schutzimpfungen nicht vergessen. Das können Sie gegen einen Jetlag nach einem Langstreckenflug tun: Riechen Sie immer wieder an einem Fläschchen mit Rosmarinöl oder Pfefferminzöl. Reiben Sie die Fußsohlen mit Rosmarinöl ein, das macht fit.

Johannisbeeren – Reich an Vitamin C
Heimische Johannisbeeren sind besonders wertvoll. Man kann damit viel für die Gesundheit tun. Sie sind reich an Vitamin C, das obendrein besonders rasch vom Körper aufgenommen wird. Daher kann man mit dem Genuss von Johannisbeeren Berufsstress bekämpfen und Sommererkältungen vorbeugen. Unser Immunsystem liebt Johannisbeeren.

Johannisbeeren – Schönheit für Haut und Haar
Wer in den nächsten Wochen jeden Tag eine Hand voll Johannisbeeren genießt, der fördert auch die Produktion von Hormonen, welche die Attraktivität von Haut und Haaren verbessern und die Freude an der Liebe stimulieren. Das bedeutet: Männer und Frauen können mit Johannisbeeren eine gewisse Sexmüdigkeit erfolgreich bekämpfen.

Kaffee – Die Grenzen kennen

Trinken Sie gern Kaffee? Konsumieren Sie relativ viele Tassen am Tag? Dann werden Sie sich auch schon gefragt haben: Wann merkt man, dass man zu viel trinkt? Ganz einfach: Wenn Sie nach dem Kaffeegenuss Herzrasen und Kopfschmerzen bekommen, nervös sind, zittern und Magenbeschwerden haben, dann sollten Sie weniger trinken oder einige Zeit ganz aufhören.

Kaffee baut Alkohol nicht schneller ab

Wenn Sie etwas zu viel Alkohol getrunken haben, dann glauben Sie ja nicht, dass eine Tasse starken Kaffees Sie schneller wieder nüchtern macht. Im Gegenteil: Der Kaffee beschleunigt die Aufnahme des Alkohols im Blut. Hingegen baut ein Viertelliter Brottrunk sehr schnell den Alkohol ab, weil er die Leber beim Entgiften unterstützt.

Kaffee für die Seele

Das »Sich-Belohnen« mit einer Tasse Kaffee hat einen positiven Einfluss auf die Seele, insofern trägt Kaffee zur Gesunderhaltung bei. Bei niedrigem Blutdruck, Durchblutungsstörungen im Gehirn und Kreislaufproblemen wird er sogar zur Arznei. Folgendes sollte man jedoch beachten:

- Möglichst nicht mehr als zwei Tassen direkt nacheinander trinken.
- Mit Papier gefilterter Kaffee ist gesünder, weil im Papier Stoffe herausgefiltert werden, die für eine Erhöhung des Cholesterinspiegels sorgen.
- Kaffee wirkt harntreibend und damit entwässernd. Schauen Sie es den Mittelmeerbewohnern ab: Trinken Sie zu jeder Tasse Kaffee ein Glas Mineralwasser.
- Der Morgenkaffee macht nur dann munter, wenn man etwas dazu isst, alleine verengt er die Blutgefäße, bremst die Sauerstoffzufuhr und macht müde.

Kalium

Wer viele Medikamente nehmen muss, verliert viel Kalium und braucht Pellkartoffeln, weil sie Kalium liefern. Kalium ist wichtig für die Funktionsfähigkeit der Zellen, insbesondere der Nerven und Muskeln.

Kalte Hände

Im Herbst leiden viele Menschen über 50 an kalten Händen. Das ist meistens auf Durchblutungsstörungen zurückzuführen, die der Arzt untersuchen sollte. Versuchen Sie es zuerst mit warmen Handbädern, mit Handmassagen und mit der Einnahme von hoch dosierten Ginkgo-Dragees. Auch ein Glas Rotwein am Abend kann helfen.

Kalte Hände – kalte Füße

Besorgen Sie sich eine Bürste mit Naturborsten und massieren Sie Hände und Füße damit. Das regt die Durchblutung an. Es ist aber auch hilfreich, die extrem kalten Gliedmaßen mit bloßen Händen intensiv zu massieren. Wichtig dabei sind kreisende und knetende Bewegungen.

Kalzium – In vielen Lebensmitteln vertreten

Nicht immer nur in Milch und Milchprodukten steckt Kalzium. Auch in Erdnüssen, Pistazien, gedörrten Aprikosen, Sesamsamen, getrockneten Feigen, Mandeln, Avocados und im Spinat sind große Mengen davon enthalten.

Kalzium für Knochen und Zähne

Der Mineralstoff Kalzium und das Spurenelement Fluor sind wichtig für starke Knochen und gesunde Zähne. Kalzium liefern Milchprodukte und grünes Gemüse. Hirse und Schwarztee enthalten viel Fluor. Die ideale Kombination: Hirsebrei oder Hirseauflauf mit Kopfsalat.

Karies

Das Gurgeln mit Heidelbeertee nach den Mahlzeiten wird von vielen Zahnärzten zur Karies- und Paradontose-Prophylaxe empfohlen.

Kartoffel – Mehr als eine Beilage

Die schmackhafte, preiswerte und kalorienarme Knolle ist nicht nur das ganze Jahr über verfügbar, sie lässt sich auch sehr vielseitig verwenden: für deftige (und edle) Eintöpfe, als Hauptzutat für sättigende Salate und als Basis für köstliche Aufläufe. Wer's einfacher mag, kombiniert mal Pellkartoffeln mit frischen, zart angedünsteten Tomaten.

Kartoffel – Schlanker Sattmacher

Kartoffeln sind nährstoffreich und enthalten hochwertiges pflanzliches Eiweiß, das sich ideal mit Käse, Quark und Eiern kombinieren lässt. Ihr beachtlicher Anteil an Vitamin C geht auch beim Kochen nicht verloren. Daher kann der häufige Verzehr von Kartoffeln Infektionen vorbeugen und stark gegen Stress machen. Menschen, die regelmäßig Kartoffeln essen, leiden selten unter Müdigkeit und Mangel an Konzentration.

Hier ein kalorienarmes Abendessen für eine Person: 250 g Kartoffeln mit Schale waschen, halbieren. Mit der Schnittfläche nach oben auf ein Backblech legen, mit Olivenöl bestreichen, mit Kümmel bestreuen, goldbraun backen. Jede Kartoffelhälfte mit einem Esslöffel Kräuterquark genießen.

Kartoffel enthält wichtige Vitalstoffe

In der Kartoffel sind neben dem schon erwähnten Vitamin C viele andere Vitalstoffe enthalten: Kalium für die Nerven, Muskeln und für die Verdauung, Magnesium fürs Herz, Kalzium für die Knochen.

Kartoffel gegen die Übersäuerung
Die Kartoffel ist ein klassischer Lieferant für basische Substanzen und daher eine gute und ausgleichende Beilage zum Fleisch, das unserem Organismus reichlich Säuren zuführt. Besonders Frühkartoffeln überzeugen außerdem durch ihren frischen Geschmack.

Kartoffelmahlzeit
Wenn Sie Im Restaurant eine Beilage aussuchen und die Auswahl zwischen Pellkartoffeln und Kartoffelpüree haben, dann sollten Sie wissen: 100 Gramm Pellkartoffeln haben bloß 80 Kalorien. 100 Gramm Kartoffelpüree dagegen haben 360 Kalorien. Das ist ein stattlicher Unterschied, vor allem, wenn man schlank werden oder schlank bleiben will.

Kartoffelwasser
Lassen Sie 50 Gramm braunen Kandiszucker in einer Tasse Kartoffelwasser, das Sie nach dem Garen von Kartoffeln aufgehoben haben, einmal aufkochen. Dann trinken Sie die Flüssigkeit in kleinen Schlucken. Machen Sie das einige Tage lang. Das wirkt schleimlösend.

Käse
Haben Sie einen empfindlichen Magen und ein schwaches Immunsystem? Dann sollten Sie nach Möglichkeit keine importierten Käsesorten aus Rohmilch essen. Sie könnten Listeriose-Bakterien enthalten. Bei einem gesunden Menschen verläuft die Infektion harmlos. Bei Risikopatienten kann das gefährlich werden.

Kauen
Kann man ohne große Ernährungsumstellung abnehmen? Ja. Kauen Sie sich schlank. Egal was Sie essen: Wenn Sie jeden Bis-

sen intensiv kauen, dann können Sie nicht mehr so viel essen. Die Portionen werden mit der Zeit immer kleiner und Sie sind dennoch satt. Wer gewohnt war, bei einer Mahlzeit vier Wurstbrote oder vier Stück Kuchen zu essen, der ist dann plötzlich mit einem Stück zufrieden. Ihr Ziel muss es sein, ein Wurstbrot oder ein Kuchenstück genauso lange zu essen, wie Sie früher an vier Stücken aßen. Wer außer der Keule auch noch ein Stück Brust einer Ente oder Gans verputzte, begnügt sich mit einem von beidem. Das bedeutet: Sie müssen jeden Bissen fünfzig- bis sechzigmal kauen. Keine Angst. Beginnen Sie bescheiden. Kauen Sie zuerst jeden Bissen fünfundzwanzigmal und erhöhen Sie die Anzahl der Kaubewegungen kontinuierlich.

Kiefer lockern

Stress zeigt sich sehr oft durch Verspannungen im Nacken und in den Schultern. Diese Verspannungen werden vom Kiefer aus gesteuert, weil die meisten Menschen in Stresssituationen die Zähne aufeinander pressen. Man kann nun umgekehrt die Verspannungen verhindern: Lockern Sie Ihre Kiefer. Machen Sie mehrmals am Tag den Mund weit auf. Das wirkt hervorragend.

Kirsche – Naturarznei vom Baum

Die roten, süßen und saftigen Früchte schmecken nicht nur erfrischend. Sie enthalten reichlich Vitamin C fürs Immunsystem, Folsäure für Herz und Kreislauf, Kalzium für die Knochen und Eisen fürs Blut. Das Wertvollste aber sind die Pflanzenfarbstoffe der Kirschen, auch Anthocyanidine genannt. Die Wirkung dieser Farbstoffe hat im Jahr 1950 der in Texas lebende deutsche Arzt Dr. Ludwig Blau entdeckt. Er litt selbst unter Gicht, hatte starke Schmerzen. Wenn er aber jeden Tag zwei Hand voll Kirschen aß, wurden die Schmerzen deutlich gelindert. Daraufhin startete er eine Studie mit Gicht- und Rheumapatienten. Seither ist nachgewiesen: Kirschen senken den

Harnsäurespiegel und bekämpfen Entzündungen. Die dunklen Kirschen wirken besser gegen Rheuma und Gicht, weil sie mehr Farbstoffe enthalten.

Kirschen entwässern und entlasten Herz und Kreislauf, aktivieren die Leber und die Nieren. Am besten, man isst Kirschen gleich so, direkt vom Baum. Aber reif sollten sie schon sein!

Kirsche für die Verdauung

Mit ihren Schutzsäuren und dem Fruchtzucker regen Kirschen die Arbeit des Magens, des Darms und auch der Bauchspeicheldrüse an, fördern somit die Verdauung. Dazu trägt auch der reiche Anteil an Ballaststoffen bei.

Hier das Rezept für ein einfaches, köstliches Dessert: 130 Gramm Kirschen ohne Kern und ohne Stiel. Einen Becher Vanillejoghurt darüber gießen. Darauf ein Klacks Kirschkonfitüre.

Kleidung

Wenn Sie am Urlaubsort Freizeitsport treiben, dann wechseln Sie anschließend sofort die schweißnasse Kleidung. Das alles sind Risikofaktoren für eine Ferienerkältung und wer braucht die schon?

Knabberei

Man soll ja beim Fernsehen nicht essen. Wenn Sie schon unbedingt beim Fernsehen Ihre Kaumuskeln in Bewegung setzen wollen, knabbern Sie rohes Gemüse oder Trockenfrüchte und trinken Sie ungesüßten Kräutertee. Gurkenstücke, Sellerie, Möhren oder Chicorée schmecken sehr gut, wenn sie in leichte Dressings getaucht werden. Diese Snacks sind gesund und machen nicht dick. Dips sind deshalb der ideale Ersatz für Chips und anderes, meist salz- und fetthaltiges Knabbergebäck.

Kneipp-Guss

Kalte Güsse kurbeln die Durchblutung und den Stoffwechsel an. Am besten machen Sie einen Guss morgens, da der Körper dann am wärmsten ist. Man beginnt mit leicht warmem Wasser und geht über wechselwarme Güsse zu kalten über. Begießen Sie immer vom Körperrand zur Mitte: erst die Füße, dann die Beine aufwärts bis zur Hüfte; erst die Hände, dann die Arme entlang zur Schulter. Dann am Körper entlang, zuletzt Nacken und Gesicht. Wer regelmäßig kneipt, schützt sich effektiv vor Erkältungskrankheiten.

Kneipp-Kur im Schnee

Laufen Sie eine Minute mit nackten Füßen durch sauberen Schnee. Das hat eine ähnliche Wirkung wie Wassertreten. Trocknen Sie anschließend die Füße gut ab und packen Sie sie warm ein.

Knie – Bewegung und Heilerde gegen Schmerzen

Gelenkschmerzen im Knie können sehr oft durch Schwimmen im Hallenbad vergehen. Wenn das nicht möglich ist, kann ein über Nacht einwirkender Heilerde-Brei-Wickel Erleichterung bringen. Die Heilerde kann übrigens, je nachdem, ob man besser Kälte oder Wärme verträgt, mit kaltem oder warmem Wasser angerührt werden.

Knie – Vitamin E hilft

Wer beim Freizeitsport – beim Wandern, Laufen und Radfahren – übertreibt, handelt sich schnell Schmerzen in den Knien ein. Essen Sie darum Nahrung, die reich an Vitamin E ist: Vollkorn, Nüsse, Milchprodukte, Vollkornbrot, Müsli. Sie können auch Kapseln mit natürlichem Vitamin E einnehmen. Äußerlich sind Einreibungen mit Franzbranntwein-Gel sinnvoll.

Knieschmerz

Einreibungen mit Propolissalbe helfen. Reiben Sie die schmerzenden Stellen mehrmals am Tag, vor allem aber vor dem Einschlafen, mit dieser Naturarznei aus dem Bienenstock ein.

Knoblauch gegen Aderverkalkung

Knoblauch ist die von der Wissenschaft am meisten erforschte Heilpflanze. Studien belegen, dass man damit die Durchblutung verbessern, Herz und Kreislauf stärken, die Aderverkalkung bremsen kann.

Dazu ein Rezept für Spaghetti in Knoblauchöl (vier Personen): 500 Gramm Spaghetti in Salzwasser mit einem Schuss Olivenöl garen. Abtropfen, in eine Schüssel geben. Sechs frische Knoblauchzehen schälen, ganz klein schneiden, in acht Esslöffeln erwärmtem – nicht stark erhitztem – Olivenöl gelb dünsten, nicht bräunen. Knoblauch und einen Teil des Öls über die Spaghetti gießen. Eine rote Paprika, fein gehackt, dazumischen. Sehr warm essen.

Knoblauch gegen Cholesterin

Knoblauch versorgt Sie mit einem Rundumschutz, der gar nicht hoch genug geschätzt werden kann. Natürlich hilft er auch, das Cholesterin in den Griff zu bekommen. Drei frische Knoblauchzehen pro Tag müssen es sein oder nehmen Sie Knoblauchpräparate. Gegen den lästigen Knoblauchgeruch hilft es, frische Petersilie zu kauen.

Knoblauch regt den Appetit an

Um den Appetit anzuregen, nehmen Sie dreimal täglich jeweils vor den Mahlzeiten sechs Tropfen Knoblauchsaft in etwas Wasser verrührt. Lassen Sie die Mischung vor dem Schlucken längere Zeit im Mund.

K

Knoblauch verbessert die Durchblutung

Essen Sie über einen langen Zeitraum täglich sechs frische Knoblauchzehen oder nehmen Sie dreimal täglich zwei Knoblauchkapseln. So verbessern sie die Durchblutung.

Knochendichte – Kalzium und Bewegung

Nicht nur die Aufnahme von Kalzium stärkt die Knochendichte. Auch Tanzen hilft sehr. Allerdings sollte man nicht übertreiben und Ruhepausen einlegen.

Kohl

Drei Kohlsorten, können einen wertvollen Beitrag für unsere Gesundheit leisten.

Blumenkohl liefert reichlich Folsäure für Herz und Kreislauf, entwässert, stärkt die Darmschleimhaut und unterstützt die Blutbildung.

Brokkoli ist ein Abkömmling des Blumenkohls und für unsere moderne Zeit wie geschaffen. Er enthält den Wirkstoff Sulforaphan, der in unserem Körper die Produktion von bestimmten Enzymen ankurbelt, welche Krebs auslösende Substanzen in unseren Zellen unschädlich machen können. Zusätzlich liefert Brokkoli viel Eisen.

Wirsing macht Magen und Darm stark gegen Geschwüre. Wirsing liefert auch große Mengen an Vitamin C. Das Faszinierende: Während in anderen Naturprodukten das Vitamin C beim Erhitzen kaputtgeht, bleibt es im Wirsing auch bei längerem Kochen voll erhalten.

Kombucha

Kombucha ist ein Gebräu aus Schwarztee und Zucker, vergoren durch eine asiatische Flechte mit dem Namen Kombucha. Es handelt sich dabei um eine Lebensgemeinschaft von Essigsäure-Bakterien und Hefepilzen, die den gezuckerten Tee durch

Gärung zu einem moussierenden, erfrischenden und wohlschmeckenden Getränk werden lassen. Die Hefepilze wandeln einen Teil des gelösten Zuckers in Alkohol und Kohlendioxid um. Der andere Teil des Zuckers wird in Zellulose verwandelt. Dadurch wächst die Flechte. Ihre Bakterien vergären den Alkohol zu Essigsäure.

Das Getränk wurde bereits vor 2000 Jahren als Naturheilmittel eingesetzt. Kombucha regt den gesamten Stoffwechsel an. Gicht, Rheuma, Magen- und Darmprobleme und Bluthochdruck können positiv beeinflusst werden.

Kombucha-Kur

Führen Sie eine Kur mit Kombucha durch: Trinken Sie vier Wochen lang zwei- bis dreimal täglich einen Viertelliter Kombucha. Essen Sie in dieser Zeit überwiegend Obst, Gemüse, Fisch, wenig Fleisch und keine tierischen Fette.

Konservierungsstoffe

Die Konservierungsstoffe E 210 bis E 213, Benzoesäure und ihre Salze (Benzoate), können Allergien auslösen. Sie werden für Mayonnaise, Salate, Marinaden, Gemüse- und Obstkonserven verwendet. Der Konservierungsstoff Schwefeldioxid und seine Verbindungen (Sulfite, E 220 bis E 227) können bei empfindlichen Menschen Übelkeit, Kopfschmerzen und Durchfälle hervorrufen. Asthmatiker können dadurch Erstickungsanfälle bekommen. Geschwefelt können Trockenfrüchte, getrocknete Gemüse, getrocknete oder tiefgefrorene Kartoffelprodukte, Marmeladen und Wein sein.

Kontaktpflege

Wenn Sie allein leben, geben Sie sich einen Ruck: Treffen Sie sich mit Freunden, unternehmen Sie gemeinsame Spaziergänge oder Wanderungen, besuchen Sie Vorträge oder Vereinsabende oder plaudern Sie einfach mal etwas ausführlicher mit den Nachbarn. Eine schwedische Studie, die über drei Jahre hinweg durchgeführt wurde, hat gezeigt: Einsamkeit macht krank. Alleinstehende, die viele Kontakte pflegen, leben viel gesünder.

Konzentration – Basilikum regt an

Für den Fall, dass Sie mal einen Tag mit ernsten Konzentrationsstörungen erwischen, sollten Sie eigentlich immer frisches Basilikum in einem Topf am Fensterbrett stehen haben. Kauen Sie bei Bedarf ein paar gut gewaschene Basilikumblätter oder genießen Sie Mozzarella mit Tomaten und Basilikum. In diesem beliebten Küchenkraut befinden sich die ätherischen Öle Eugenol und Estragol. Sie wirken direkt auf das Denkzentrum in unserem Gehirn.

Konzentration – Stark durch Paprika

Paprikasaft stärkt die Konzentration. Es genügt, mit der Zunge über ein frisch geschnittenes Stück Paprikaschote zu lecken.

Konzentrationsstörung

Jeder von uns sollte für alle Fälle den Akupressurgriff gegen Konzentrationsstörungen aus der chinesischen Medizin kennen: Der Energiepunkt heißt LG 20 und liegt genau in der Mitte der Schädeldecke an der höchsten Stelle des Kopfes. Hier massieren Sie mit dem Zeigefinger der rechten Hand in kreisenden Bewegungen mit leichtem Druck etwa ein bis zwei Minuten. Danach eine kurze Pause machen und die Übung so lange wiederholen, bis Sie sich geistig wieder fit fühlen.

Kopfbedeckung

Gehen Sie bei großer Kälte nie ohne Kopfbedeckung ins Freie. Unser Körper hat auf der Hautoberfläche Rezeptoren, die bei

Kälte verhindern, dass zu viel Wärme den Organismus verlässt. Am Kopf allerdings haben wir nur ganz wenige solcher Rezeptoren. Daher verlieren wir bei tiefen Temperaturen ohne Kopfbedeckung über den Kopf besonders viel Wärme. Wenn zu viel verloren geht, kann der Körper sie nicht mehr nachproduzieren. Das Immunsystem kann dann nicht mehr optimal arbeiten.

Kopfdruck

Bei Kopfdruck durch Föhnwetter: Zwei klein gehackte Zwiebel kochen, anschließend die aufsteigenden Dämpfe inhalieren. **Achtung vor Verbrühung:** Die Temperatur des Wassers sollte beim Inhalieren nicht mehr höher als 50 Grad Celsius sein.

Kopfkino

Es gibt Tage, da ist man mit Aufgaben und Terminen vollgepflastert. Wenn Sie mutlos sind, sich überfordert fühlen, dann lassen Sie einen Film in ihrem Kopf ablaufen. Stellen Sie sich ein Sonnenbad an einem einsamen Strand vor oder ein Abendessen mit lieben Freunden. Das gibt Ihnen ganz schnell wieder Kraft.

Kopfsalat

Wenn Sie tagsüber Kopfsalat essen, dann heben die den Strunk auf. Schneiden Sie ihn abends in kleine, dünne Scheiben, die Sie vor dem Einschlafen knabbern. Im Salatstrunk befindet sich weiße Pflanzenmilch. Sie enthält beruhigende Stoffe, die beim Einschlafen helfen.

Kopfschmerzen – Akupressur kann helfen

Drücken Sie mit dem Daumennagel der rechten Hand die Unterseite der großen Zehe am rechten Fuß genau dort, wo die Fußsohle beginnt. Über Nervenbahnen werden Selbstheilungsreaktionen im Schmerzzentrum des Kopfes aktiviert.

Kopfschmerzen – Kampferöl hilft
Besorgen Sie sich Kampferöl, tränken Sie damit etwas Watte und stecken Sie je ein Stück in jedes Ohr. 30 Minuten einwirken lassen. Dann wird sich eine Linderung zeigen.

Kopfschmerzen – Lavendelöl lindert
Geben Sie fünf Tropfen Lavendelöl auf ein Stück Würfelzucker und lassen Sie den Zucker langsam im Mund zergehen. Die ätherischen Öle des Lavendels wirken beruhigend.

Kopfschmerzen bei der Computerarbeit
Wer bei der Arbeit am Computer regelmäßig Kopfschmerzen bekommt, der sollte nicht gleich eine Schmerztablette schlucken. Versuchen Sie es mit natürlichen Maßnahmen: Stehen Sie zwischendurch immer wieder auf und gehen Sie ein paar Schritte. Schauen Sie am Fenster in die Ferne und halten Sie beim Sitzen vor dem Computer den Rücken gerade.

Kopfschmerzen durch Föhn
Wenn Sie wetterfühlig sind und der Kopf, zum Beispiel bei Föhn, schmerzt: Machen Sie zehn Minuten Radfahrbewegungen in Rückenlage.

Kopfschmerzen durch Kaltluft
Reiben Sie Pfefferminzöl in die Schmerzstellen ein.

Kopfschmerzen wegradeln
Wenn Sie am Morgen mit Kopfschmerzen erwachen, sollten Sie nicht sofort zu Schmerztabletten greifen. Steigen Sie auf Ihr Zimmerfahrrad und treten Sie in die Pedale oder machen Sie in Rückenlage Radfahrbewegungen. (Simuliertes) Radfahren fördert die Produktion von natürlichen schmerzlindernden Substanzen.

Kopfschweiß

Im Sommer leiden viele an übermäßigem Kopfschweiß, sehr oft die Folge von Nervosität, geistiger Überarbeitung und allgemeiner Schwäche.

Ein wirksames Rezept: Zwei Teelöffel getrocknete Salbeiblätter mit einer Tasse kochendem Wasser übergießen, 15 Minuten ziehen lassen. Morgens und abends eine Tasse davon trinken. Reduzieren Sie aber auch Ihren Stress!

Körperhaltung

Für eine gute Körperhaltung brauchen wir Kalzium für die Knochen: Essen Sie Milchprodukte, Petersilie, Mangold, Ölsardinen mit Haut und Gräten. Wir brauchen auch Vitamin D, das wir in der kalten Jahreszeit wegen der mangelnden Sonnenbestrahlung nicht selbst produzieren können: Essen Sie Pilze, Avocados und Meeresfisch. Wir brauchen Fluor für die Knochen: Das liefern Lachs und Walnüsse.

Kraft-Cocktail

Ein Achtelliter Orangensaft, ein Achtelliter Karottensaft, ein Esslöffel Birnendicksaft: ein ausgesprochener Kraft-Cocktail.

Krampfadern

Bei strapazierten Beinen mit Venenproblemen: Jeden Abend die Beine hochlagern, massieren. Tragen Sie leichte Schuhe mit flachen Absätzen. Zu Hause sollten Sie so oft wie möglich barfuß gehen. Lassen Sie im Sitzen die Füße kreisen. Gehen Sie auf Zehenspitzen umher und wippen Sie dabei auf und ab. Schwimmen im kühlen Wasser tut den Venen besonders gut. Das Tragen von maßgefertigten Stütz- oder Kompressionsstrümpfen stellt eine große Erleichterung dar. Sie werden zum größten Teil von der Krankenkasse bezahlt, der Eigenanteil liegt normalerweise bei 20 Prozent.

K   Krankheit als Chance

Krankheiten können der Seele helfen: Durch Krankheit können wir uns Ruhe und Abstand verschaffen. In diesem Sinn haben Befindlichkeitsstörungen eine seelenpflegende Funktion. Es wird ein Rückzug, es wird Passivität möglich. Die Umgebung wird rücksichtsvoll, man darf sich schonen, pflegen und verwöhnen lassen. Dieses Sich-fallen-Lassen bietet Schutz und kann Körper und Seele zur Regeneration verhelfen.

Kräuter

Würzen Sie Ihre Speisen möglichst wenig mit Kochsalz, sondern mit vielen frischen Kräutern – Schnittlauch, Petersilie, Kresse, Thymian, Basilikum etc. Kräuter schmecken nicht nur gut, sondern wirken sich auf die Verdauung sowie den Kreislauf positiv aus und enthalten außerdem noch viele Vitamine und Mineralstoffe. Kräuter sollten erst zum Schluss dem Gericht zugefügt werden, da beim Kochen wertvolle Vitamine verloren gehen würden. In der gesundheitsbewussten Küche spielt Salz eine untergeordnete Rolle, gewürzt wird hauptsächlich mit Kräutern.

Krebsvorbeugung

Man schätzt, dass ein Drittel aller Krebsfälle auf ungesunde Ernährung zurückzuführen sind. Vermehrter Konsum von tierischem Fett erhöht das Risiko von Darmkrebs. Mit der Nahrung nehmen wir auch viele Krebs erregende Stoffe wie Nitrosamine und Nitrosamide aus gepökelten Fleischwaren, geräucherten Fischen und Käse auf. Der Nitratgehalt in Gemüse und Trinkwasser steigt ständig. Eine ausgewogene Vollwertkost, möglichst aus biologisch-dynamischem Anbau, ist deshalb die beste Maßnahme zur Krebsvorbeugung. Einige Gemüsesorten wirken möglicherweise aktiv der Entwicklung von Magen-Darm-Krebs, vielleicht auch der von Lungenkrebs entgegen: Blumenkohl, Brokkoli, Chinakohl, Weißkohl, Rosenkohl.

Kreislauf in Schwung bringen
  Tauchen Sie morgens nach dem Aufstehen einen Waschlappen in kaltes Wasser, wringen Sie ihn etwas aus und reiben Sie damit die Arme ein: zuerst vom rechten Handrücken bis hinauf zur Schulter, an der Arminnenseite zurück. Danach kommt der linke Arm dran.

Kreislaufprobleme am Morgen
  Gehören Sie zu jenen Menschen, die an trüben Wintertagen morgens Probleme mit dem Kreislauf haben? Fünf Minuten Gymnastik genügen und Sie sind wieder fit. Stellen Sie sich nach dem Erwachen gleich neben dem Bett auf und laufen Sie auf der Stelle. Dann machen Sie drei Kniebeugen und wippen auf den Zehenspitzen mehrmals auf und ab.

Kreuzschmerzen
  Haben Sie häufig Schmerzen im unteren Drittel des Rückens? Man spricht oft auch von Kreuzschmerzen. Dann sollten Sie regelmäßig folgende Übung durchführen: Legen Sie sich in Bauchlage flach auf den Boden. Dann heben Sie einmal das rechte, dann das linke Bein. Das Becken sollte dabei am Boden bleiben. Wiederholen Sie die Übung zehnmal.

Kunst
  Wenn Sie von Stress geplagt, nervös und überfordert sind, dann sollten Sie nicht zu Tabletten greifen. Schreiben Sie ein Gedicht, oder malen Sie ein Bild. In der Kuranstalt Bad Füssing hat man nachgewiesen, dass Dichten und Malen Stress abbauen und sogar Schmerzen lindern können.

Kürbis
  Kürbisfleisch ist reich an Ballaststoffen, die Fette und Umweltschadstoffe abtransportieren, an Enzymen, welche die Bauch-

K

speicheldrüse entlasten, und an Karotinen, also Farbstoffen, welche die natürlichen Abwehrkräfte stärken. Außerdem neutralisiert Kürbis Gift- und Gärstoffe im Darm. Mit Kürbisspeisen kann man erhöhte Cholesterinwerte senken. Bei Nieren- und Prostataleiden ist es sinnvoll, Kürbis zu essen, weil er harntreibend und verdauungsfördernd wirkt. Mit Kürbis kann man die Nerven stärken. Man nimmt leicht ab, weil 100 Gramm Kürbis nur 25 Kalorien liefern.

Dazu ein Rezept für zwei Personen: 130 Gramm Kürbisfleisch raspeln, zu einer fein gehackten Zwiebel geben, die Sie zuvor in etwas Butter gedünstet haben. Anbraten. Dann in einen halben Liter Gemüsebrühe einrühren, einmal aufkochen lassen. Etwas saure Sahne dazugeben.

Küssen

Flirten Sie, wann immer es geht. Das baut Stress ab, regt den Kreislauf an, macht fröhlich. Auch Küssen ist gesund: Laut Weltgesundheitsorganisation bleiben Menschen, die viel küssen, widerstandsfähiger gegenüber vielen Krankheiten und altern langsamer.

Lachen

Lachen ist ein ideales Muskeltraining. Es mobilisiert fast alle Muskeln, angefangen vom Gesicht bis zum Unterleib. Wer lacht, aktiviert im Gehirn die Bildung von so genannten Katecholaminen, das sind anregende Hormone, die den Körper schützen.

Lachen stärkt auch die Bronchien und verbessert die Durchblutung von Magen und Darm und nicht zuletzt stärkt Lachen die Nerven und hilft Stress abbauen.

Landkaffee – Kaffee aus heimischen Gewächsen

Landkaffee gibt es unter den verschiedensten Markennamen. Auf die Mischung kommt es an. Die beliebteste Landkaffee-Mischung besteht aus Zichorie, Weizen, gemälzter Gerste, Feigen und Eicheln. Sie gibt einen sanften, vollmundigen Geschmack und eignet sich besonders für Kinder.

Wer Wert darauf legt, dass die Zutaten zu 100 Prozent aus streng kontrolliertem biologischem Anbau kommen, muss auf die Aufschrift auf dem Glasetikett achten.

Die einfachste Zubereitung: Einen Viertelliter Milch erhitzen, zwei gehäufte Teelöffel Landkaffee-Instant mit einem halben Teelöffel Rohrzucker einrühren.

Landkaffee schont Magen und Darm

Die Deutschen lieben zwar den Bohnenkaffee. Doch in jüngster Zeit boomt die Nachfrage nach Omas sanftem Landkaffee aus Gerste, Weizen, Zichorie und Eicheln.

Der Name Landkaffee stammt aus der Zeit Friedrichs des Großen. Mit einem Kaffeeverbot stoppte er die rege Nachfrage nach dem Bohnenkaffee aus der Türkei. Man erfand den Kaffee-Ersatz aus Rohstoffen des eigenen Landes.

Landkaffee ist gesundheitsfördernd: Der Bitterstoff Inthybin, der Wirkstoff Inulin, Gerbsäuren, Fruchtzucker und Malzzucker verbessern die Verdauung, vor allem von Eiweißen. Leber und Galle werden angeregt. Landkaffee schont Magen- und Darmwände, überzieht sie mit einer Schutzschicht und hilft Gastritis zu verhindern. Die B-Vitamine der Gerste stärken die Nerven, helfen uns, Stress abzubauen.

Langstreckenflug

Während eines Langstreckenfluges müssen Sie viel trinken, damit Ihre Mundschleimhäute nicht austrocknen, was zu Halsschmerzen und Heiserkeit führen kann. Die Luftfeuchtigkeit beträgt in der Maschine nur zehn Prozent. Aber: Hände weg von Mineralwasser mit viel Kohlensäure. Es verursacht in diesen Höhen schwere Blähungen. Trinken Sie lieber stilles Mineralwasser.

Während eines langen Fluges werden oft die Beine schwer und kalt und sie schwellen an. Ziehen Sie die Schuhe aus, legen Sie die Füße auf Ihrem Handgepäck hoch und massieren Sie sie. Lockern Sie die Kleidung. Bewegen Sie ständig Ihre Zehen. Für die Flugreise sollten Sie täglich eine Kapsel natürliches Vitamin E (200 internationale Einheiten), nehmen. Dadurch wird das Blut flüssiger.

Lärm

Meiden Sie Lärm. Er erhöht den Blutdruck und stört das vegetative Nervensystem. Ein paar einfache Tricks für den Alltag: Legen Sie Schaumstoff oder auch nur ein Handtuch unter Mixer und Küchenmaschinen. Tragen Sie Ohrenschützer bei Gartenarbeit, die mit Lärm verbunden ist. Packen Sie im Büro Schallschutzhauben über laute Drucker.

Laufen – Rekorde müssen nicht sein

Wer sich für diesen Sommer entschlossen hat, als Freizeitsport das Laufen zu wählen, muss wissen: Es ist nicht so wichtig, wie

schnell man läuft und wie viele Kilometer man dabei meistert. Das Wichtigste für die Gesundheit und für das Wohlbefinden ist, dass man diesen Sport regelmäßig ausübt, also am besten jeden Tag eine Stunde.
Doch Vorsicht! Untrainierte sollten sich nicht überfordern und auch nicht den Helden spielen, wenn sie in der Gruppe trainieren und zunächst nicht ganz mithalten können. Dass einem Laufen gut tut, spürt man allerdings erst, wenn man vier bis acht Wochen durchgehalten hat. Also am besten sofort beginnen.

Laufen und Wandern
Der Frühling lockt. Ziehen Sie zu diesen wunderbaren und gesundheitsfördernden Freizeitsportarten unbedingt helle Shorts und Hemden an.
Kanadische Mediziner an der Uni von Toronto haben beobachtet: Mücken, Bienen und Wespen werden vor allem von dunkler Kleidung angezogen. Und verwenden Sie keine Parfums oder Deos.

Laune – Anisplätzchen gegen trübes Wetter
Anis-Plätzchen können an tristen, düsteren Tagen die Laune verbessern. Gerade bei schlechtem Wetter: Einmal am Tag sollten Sie draußen im Freien durchatmen. Wenn das einmal gar nicht geht: Lüften Sie oft, damit Sauerstoff herein kann.

Laune – Duftöle für Badewasser und Duftlampe
Gegen schlechte Laune: 30 Tropfen Rosenöl aufs Taschentuch, immer einmal daran riechen. Bei depressiven Stimmungen hilft es auch, an einem Gemisch von Salbeiöl und Bergamottöl zu riechen. Alternativ können ätherische Öle auch dem Badewasser zugesetzt werden oder Sie geben einige Tropfen davon in eine Duftlampe.

Laune – Händereiben für positive Gedanken
Schlechte Laune – das Reiben der Hände aktiviert positives Denken im Hirn. Ein Akupressurtrick aus China, um schnell wieder schwungvoll zu werden: Verzahnen Sie die Finger beider Hände ineinander und reiben Sie die Handballen aneinander, bis die Reibezonen ganz heiß sind.
Damit werden über bestimmte Nervenbahnen Leber und Gemüt aktiviert, Voraussetzung für Vitalität und Fitness. Mein Rat: Einfach ausprobieren!

Laune – Rohe Avocado beruhigt die Nerven
Avocados, roh genossen, helfen gegen schlechte Laune. Sie sind reich an Vitamin C für die Abwehrkraft sowie gegen Stress, reich an Vitamin E für Herz und Kreislauf und an Vitamin B6 für Muskeln und Blut.
Die Kombination dieser Vitamine mit Mineralstoffen, Spurenelementen, Enzymen und ätherischen Ölen wirkt beruhigend auf gereizte Nerven.

Lebensfreude

Nehmen Sie nicht alles so tierisch ernst. Wer Humor hat, geht gesünder durchs Leben. Positive Gedanken, schöne Erlebnisse und Fröhlichkeit halten den Körper vital und unterstützen das Immunsystem.
Sorgen Sie dafür, dass Sie wenigstens einmal am Tag mit einem Menschen sprechen, den Sie ganz besonders gern mögen.

Lebensmittel, die einheizen

Zu den »heißen« Lebensmitteln, die uns besonders einheizen und gegen Herbst- und Winterkälte schützen, gehören Lammfleisch, Gewürze wie Knoblauch, Kreuzkümmel, Dill, Ingwer, Majoran und Koriander, außerdem die Gemüsesorten Rettich, Lauch, Zwiebel.

Lebensmittel, die kühlen
An kalten Tagen sollten Sie so genannte »kalte« Lebensmittel meiden: Tomaten, Gurken, Ananas, Kiwi, Zitrusfrüchte und Joghurt. Ein ideales wärmendes Gericht hingegen: Lammkotelett gebraten, mit Knoblauch gewürzt, dazu in Salzwasser gekochter Blumenkohl, mit leicht gerösteten Vollkornbrösel und geriebenen Nüssen garniert.

Lebensmittel, die wärmen
Ein Spitzen-Lebensmittel, das an kalten Tagen alle unsere Organe von innen her mit Wärme und Energie versorgt, ist der Vollkornreis. Die Wirkstoffe dafür sitzen im so genannten Silberhäutchen. Sie können im Herbst und im Winter vor allem Lunge und Dickdarm aufbauen, die bei Kälte sehr viel Energie verlieren.

Leber – Stärkung durch Artischockensaft
Wer seiner Leber etwas Gutes tun möchte, kann dreimal täglich zwei Esslöffel Artischockensaft in etwas Wasser einnehmen. Der Hauptwirkstoff Cynarin aus der Artischocke stärkt die Leber und schafft schnell Schadstoffe aus dem Darmbereich. Selbstverständlich sollte man während dieser Kur keinen Alkohol trinken.

Leber – Die Entgiftung unterstützen
Wer dauerhaft Medikamente einnehmen muss oder gern regelmäßig Alkohol trinkt, der sollte seiner Leber bei der Entgiftungsarbeit helfen und sie aktivieren. Das kann man durch den regelmäßigen Verzehr von enthäuteten Tomaten, von Knoblauch und von Sauerkraut.

Leber und **Galle** stärken
Der Löwenzahn hat viele gute Eigenschaften. Seine Bitterstoffe und Spurenelemente stärken Leber und Galle, reinigen das

Blut und regen den Stoffwechsel an. Im April sind die Säfte des Löwenzahns am wertvollsten. Pflücken Sie die jungen Blätter aus unbelasteter Natur. Genießen Sie öfters ein Vollkornbrot mit etwas Butter und gehackten Löwenzahnblättern oder trinken Sie dreimal täglich zwei Esslöffel Löwenzahnsaft mit Wasser.

Lebkuchen
Lebkuchen sind nicht nur lecker, sondern auch gesund: Die Gewürze fördern die Verdauung.

Leibschmerzen
Überbrühen Sie einen Teelöffel Fenchel mit einem Viertelliter kochendem Wasser und lassen Sie es zehn Minuten ziehen. Anschließend durchseihen und lauwarm vor den Mahlzeiten trinken. Das Rezept hat sich auch bei Kindern bewährt.

Leinöl
Darin ist eine mehrfach ungesättigte Fettsäure enthalten, die besonders gesundheitsfördernd ist: die Alfa-Linolsäure. Sie gehört zu den Omega-3-Fettsäuren. Sie senken zu hohes Cholesterin und haben eine entzündungshemmende Wirkung auf Magen und Darm.

Leinsamen – Wertvolle Phyto-Östrogene
Im Leinsamen sind wertvolle Lignane enthalten. Das sind Phyto-Östrogene, pflanzliche Hormonstoffe, die jenen des menschlichen Organismus ähnlich sind. Daher kann Leinsamen helfen, Wechseljahrbeschwerden zu reduzieren und er kann das Risiko verringern, an hormonbedingten Krebsarten wie Brustkrebs, Gebärmutterkrebs und Prostatakrebs zu erkranken.

Leinsamen für gesunde Darmbakterien
Leinsamen hilft beim Aufbau der gesunden Darmflora. Er bildet ein Milieu, in dem sich die probiotischen Bakterien besonders wohl fühlen. Da von einer gesunden Darmflora aber auch 70 Prozent unserer Immunkraft aufgebaut werden, fördert der Leinsamen die natürlichen Abwehrkräfte.

Leinsamen senkt das Darmkrebsrisiko
Leinsamen hilft das Krebsrisiko zu senken, weil er belastende Giftstoffe aufsaugt und rasch aus dem Darm abtransportiert.

Leistungsdruck
Der Druck zu Anpassung, Leistung, Disziplin und Ordnung kann krank machen. Seien Sie nachsichtig mit sich selbst, wenn Sie merken, dass Ihr körperlich-seelisches Gleichgewicht aus den Fugen geraten ist. Durchhalteparolen schaden dem Körper. Wenn man sich zu sehr anpasst, den eigenen Schwierigkeiten keine Aufmerksamkeit schenken darf, dann treten körperliche Beschwerden umso intensiver hervor.

Leitungswasser
Klares Leitungswasser erfrischt. Ich rate Ihnen, jedes Mal ein paar Tropfen frisch gepressten Zitronensaft einzurühren. Erstens fördert die Zitrone das Abnehmen und zweitens verhindert das Vitamin C der Zitrone, dass Nitrate oder Nitrite, die eventuell im Leitungswasser enthalten sind, im Körper in Krebs erregende Nitrosamine umgewandelt werden.

Lesen
Amerikanische Forscher haben nachgewiesen: Wer viel liest, der hat ein geringeres Risiko, im Alter an Alzheimer zu erkranken. Lesen stärkt spezielle Verbindungen von Nervenzellen. Außerdem: Lesen bildet. Viele lernen abends und legen sich dann

die Unterlagen unter das Kissen. Neurologen an der belgischen Universität von Liège haben entdeckt: Wer sich nach dem Lernen zu Bett begibt, ist am Morgen geistig topfit, weiß viel. Im Schlaf trainiert das Gehirn weiter.

Lezithin – Fürs Baby im Bauch

Die National Academy in den USA empfiehlt werdenden Müttern, während der Schwangerschaft regelmäßig Naturlezithin aufzunehmen.

Lezithin – Wichtig für Kinder

Die Aufnahme von Lezithin stärkt nicht bloß schwache Nerven oder macht geistig besonders fit. Lezithin ist auch am Aufbau unseres Gehirns entscheidend beteiligt. Darum ist es für Kinder besonders wichtig.

Lezithin stärkt die Denkkraft

Naturlezithin aus der Sojabohne stärkt ihre »Denkkraft«. Kauen Sie dreimal täglich einen Kompakt-Faszikel – schaut aus wie ein Gummibärchen – oder nehmen Sie dreimal täglich einen Esslöffel Lezithin-Granulat in Joghurt. Lezithin liefert dem Gehirn die Substanz Cholin.

Liebeskraft

Die Banane aktiviert die Liebeskraft über das Gehirn. Sie liefert die Hormonsubstanzen Serotonin und Norepinephrin (auch Noradrenalin) und fördert damit die gute Laune und das positive Denken, das für den Sex notwendig ist.

Liebesmenü

Essen und Trinken können sehr viel zur erotischen Atmosphäre beitragen. Ein Menü, das zwei Menschen für die Liebe bereit machen soll, muss eine harmonische Kombination aus süß und scharf sein. Da gehören frisches Obst und Gemüse ebenso dazu wie Meeresfrüchte und ganz spezielle Fleischstücke: Rehfleisch verstärkt den Sexualtrieb. Ideal dazu: Selleriesalat, der schon im Mittelalter als Potenz fördernd galt.

Lippen – Fehlendes Fett ersetzen

Viele Menschen haben bei Kälte und Wind Probleme mit den Lippen: Raue, rissige Lippen sollte man mit Butter, Knoblauchzehen oder Gurkensaft einreiben. Auch Honig, vor dem Zubettgehen aufgetragen und über Nacht eingewirkt, macht die Lippen bald wieder samtig.

Lippen – Olivenöl macht zart

Massieren Sie die Lippen mit Butter oder Olivenöl mehrmals täglich ein. In der kalten Jahreszeit sollten die Lippen vorsorglich mit einem Pflegestift geschützt werden.

Lippen schützen

Den Lippen fehlt der natürliche Schutz, den unsere Haut sonst hat, sie haben keine Schweiß- und Talgdrüsen und können nur sehr wenig Melanin bilden, haben daher keinen Schutz gegen die UV-Strahlung der Sonne.

Lippenbläschen

Nehmen Sie in die Ferien ein Fläschchen Teebaumöl, Aloe Vera-Saft oder Propolis-Tinktur mit. Wenn Sie nach den intensiven Sonnenbädern ein Jucken, Ziehen und Brennen an den Lippen verspüren, weil sich eine Fieberblase ankündigt, dann betupfen Sie damit die betroffenen Stellen.

Lippenpflege

Kaum wird es draußen kälter und die Luft rauer, leiden viele von uns an spröden, rissigen Lippen. Dagegen gibt es ein einfaches

Naturrezept: Reiben Sie die Lippen mehrmals am Tag mit Weizenkeimöl, mit Honig oder mit Kakaobutter ein.

Löwenzahn

Gibt es in Ihrem Garten jungen Löwenzahn? Stärken Sie damit Ihre Galle. Graben Sie ein paar Wurzeln aus, gut waschen und klein hacken. Sie können aber auch getrocknete Löwenzahnwurzeln nehmen. Drei Esslöffel dieser Wurzeln werden mit einem Liter kaltem Wasser übergossen. Das Ganze eine Stunde stehen lassen, aufkochen und 15 Minuten köcheln lassen, anschließend durchseihen. Über den Tag verteilt trinken.

Lüften

Wenn wir ein aktives Gehirn haben wollen, müssen wir es verwöhnen: Es kann nur optimal arbeiten, wenn es mit Sauerstoff versorgt wird. Das Gehirn beansprucht 40 Prozent des eingeatmeten Sauerstoffs. Lüften Sie beheizte Räume etwa jede Stunde für vier Minuten.

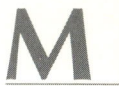

Magen – Rohe Zwiebeln schützen
Essen Sie regelmäßig rohe Zwiebeln. Das senkt das Risiko für Magen- und Darmkrebs.

Magen entlasten
Wenn Sie Ihre Esslust zügeln wollen und meinen, es »normal« nicht zu schaffen, versuchen Sie es mit der chinesischen Akupressur.
Suchen Sie den Mundpunkt LG 28. Er liegt in der Mitte der Oberlippe, und zwar zwischen der Oberlippe und den Nasenlöchern. Hier tastet man ein sanftes Grübchen. Da setzen Sie den Zeigefinger der rechten Hand an, drücken damit gegen die Haut und vollführen sanfte kreisende Bewegungen. 30 Sekunden lang massieren, zehn Sekunden lang Pause machen. Die Übung muss mehrmals hintereinander wiederholt werden und Sie sollten sie auch mehrmals am Tag durchführen. Sie haben dann Ihren Hunger und den Appetit besser im Griff.

Magenbeschwerden
Wer unter nervösen Magenbeschwerden leidet, der sollte abends eine Rollkur mit Kamillentee machen. Trinken Sie einen Viertelliter lauwarmen Kamillentee. Dann legen Sie sich jeweils fünf Minuten auf den Rücken, auf die rechte Seite, auf den Bauch und dann auf die linke Seite. Die Kamillenwirkstoffe beruhigen die Magenschleimhaut.

Magenbitter
Bitterstoffe sind wichtig für Leber, Galle, Harnwege, Herz und Kreislauf – und natürlich für das Training der Magenschleimhäute. Kräuterbitter-Schnäpse, Prosecco, Cynar und Fernet Branca liefern solche Bitterstoffe. Aber nicht jeder möchte sich mit einem Glas Prosecco in der Hand erwischen lassen und mancher liebt es einfach alkoholfrei.

Hier das Rezept für einen alkoholfreien Bitterstoffcocktail: Gießen Sie in einen Glaskrug den Saft von drei Grapefruits, von zwei Orangen und von einer halben Zitrone. Geben Sie einen Viertelliter naturtrüben Apfelsaft dazu. Gießen Sie mit Mineralwasser auf.

Magendrücken

Bei leichtem Magendrücken kann es helfen, wenn man ein frisches Pfefferminz-Blatt kaut oder probieren Sie einen Tee, der zu gleichen Teilen aus Anis, Fenchel und Kümmel besteht:
Ein Teelöffel davon wird mit einer Tasse kochendem Wasser übergossen, acht Minuten ziehen gelassen und mit etwas Honig getrunken.

Magenschleimhaut

Wenn Leinsamen auch nur kurz eingeweicht ist, lösen sich neben dem Öl auch Schleimstoffe, erkennbar durch die leichte Trübung des Wassers. Der Leinsamenschleim legt sich wie ein Schutzfilm über die Magen- und Darmschleimhäute. Schleimhautentzündungen können sogar geheilt werden.

Magenverstimmung – Tee aus Anis, Fenchel und Kümmel

Gegen eine leichte Magenverstimmung nicht gleich Tabletten schlucken!
Ein altes Naturrezept hilft: Einen Tee aufbrühen, der zu gleichen Teilen aus Anis, Fenchel und Kümmel besteht.

Magenverstimmung – Kartoffelsaft beruhigt

Bei einer leichten Magenverstimmung hilft es, ein Schnapsglas mit Kartoffelsaft langsam im Mund zergehen zu lassen.

Magnesiummangel

Wenn Sie tagsüber immer wieder einen Muskelkrampf in den Waden verspüren, ist das meistens ein Beweis dafür, dass Sie zu wenig Wasser trinken und dass es Ihnen am Mineralstoff Magnesium mangelt. Essen Sie Naturreis, Nüsse, Vollkornbrot. Trinken Sie jeden Tag zwei Liter Mineralwasser mit hohem Magnesiumgehalt oder nehmen Sie Magnesiumpräparate.

Mahlzeit – Zu üppig macht müde

Im Sommer sollte man besser öfter kleine Mahlzeiten zu sich nehmen. Wer bei heißem Wetter zu üppige Portionen genießt, hat danach oft Schwindelanfälle und ist so unendlich müde, dass er nachmittags nicht mehr arbeiten kann.

Mais – Für jeden Geschmack etwas

Die zarten, ganzen Maiskörner – gekocht und mit Marinade angerichtet – ergeben einen köstlichen Salat. Maiskörner schmecken auch wunderbar, wenn man sie in der Gemüsepfanne dünstet. Man kann die gekochten Körner pürieren und zu Soßen und Suppen verarbeiten. Maisgries – zu Polenta verarbeitet – wird bei uns in den Restaurants als Beilage immer öfter angeboten. In Italien ist das seit jeher üblich. Aus Maismehl kann man Brot backen. Speziell bei den Kindern beliebt: Popcorn. Die weißen knusprigen Flocken entstehen beim Erhitzen aus speziellem Popmais. Und nicht zu vergessen: die Cornflakes. Corn ist in den USA die Bezeichnung für Mais.

Mais macht fit

Wenn Kinder und Jugendliche morgens müde und lustlos zur Schule gehen, wenn sie nachmittags nur mühsam ihre Hausaufgaben schaffen, dann ist es höchste Zeit, dass sie Mais essen. Maiskörner sind ein richtiges Power-Getreide. Binnen 40 Minuten nach der Mais-Mahlzeit merkt man bereits die geistige und körperliche Fitness – und was für Kinder gut ist, das hilft auch Erwachsenen auf die Sprünge.

Maiskolben

Genießen Sie frische Maiskolben gekocht oder vom Grill. Das schmeckt nicht nur gut. In den Maiskörnern sind viele Karotinoide enthalten, Farbstoffe, die unsere Augen stärken und für unsere Körperzellen das Krebsrisiko senken. Obendrein fördert Mais den Aufbau der Darmflora.

Makula-Degeneration

Der gefürchteten Netzhauterkrankung können sie mit frischem Blattspinat vorbeugen. Die Pflanzenfarbstoffe im Spinat stärken die Augen und schützen die Netzhaut vor der gefährlichen Makula-Degeneration.

Mango

Auch wer in erster Linie heimischem Obst den Vorzug gibt, sollte dennoch auf die Mango nicht verzichten. Sie kann entscheidend dazu beitragen, dass wir gesund durchs Jahr kommen. Ursprünglich stammt der Mango-Baum aus Ostindien. Dort wurde er bereits vor 4000 Jahren gezüchtet. Heute kommen die Mangos hauptsächlich aus Brasilien, Pakistan, Mexiko und Kenia. Es gibt Mangos in allen Farben: Grün, Gelb, Orange und Rot.

Mangos sind reich an sekundären Pflanzenstoffen, so genannten Karotinoiden. Gemeinsam mit dem Vitamin A und dem Provitamin Beta-Karotin schützen diese Farbsubstanzen unsere Haut vor den schädlichen UV-Strahlen der Sonne. Dazu kommt noch der starke Immunschutz des Vitamin E, das sich ebenfalls in hohen Konzentrationen in der Mango befindet.

Ein Mango-Cocktail gibt neue Vitalität: 100 Gramm Mangofruchtfleisch pürieren, in ein Longdrinkglas gießen. Dazu den Saft einer Orange und zwei Teelöffel Zitronensaft rühren. Mit kaltem Mineralwasser aufgießen.

Mango-Joghurt-Frühstück
Energie für den Morgen: 200 bis 300 Gramm Mangofruchtfleisch in kleinen Stücken in einer Dessertschale mit einem Becher Biojoghurt und einem Esslöffel Zitronensaft verrühren.

Maroni – Vielfältig zu genießen
Maroni stärken die Nerven und können uns bei geistiger und körperlicher Erschöpfung schnell wieder aufbauen. Da mit ihnen auch die Aminosäure Tryptophan aufgenommen wird, kann man abends besser einschlafen, wenn man am späten Nachmittag Maroni verzehrt.

Wer viel Fleisch isst, sollte auch Maroni genießen. Sie sind reich an basischen Mikronährstoffen und helfen den Säurenüberschuss abzubauen. Maroni geben nach einer Krankheit Vitalität, helfen gegen Aufstoßen und Völlegefühl. Maroni stärken die Knochen und die Zähne.

Es gibt viele Möglichkeiten, Maroni zu essen. Es muss nicht immer nur aus der Tüte auf der Straße sein. Man kann sie in der Suppe kochen oder aus geriebenen Maroni Kuchen backen. Man kann die Gans oder die Ente vor dem Braten mit Maroni füllen. Maroni sind eine wunderbare Beilage zum Rotkohl, Rosenkohl und zum Spinat.

Medikamente – Günstige Zeiten zum Einnehmen
Wenn Sie vergessen haben, am Morgen Ihre Medikamente einzunehmen, hat es keinen Sinn, mittags zu den Tabletten zu greifen. In der Zeit von 12 bis 13 Uhr haben Medikamente die wenigste Wirkung. Warten Sie bis nach 13 Uhr.

Medikamente mit Wasser einnehmen
Nehmen Sie Medikamente mit Wasser, nie mit Milch. Das in der Milch reichlich enthaltene Kalzium stört die Wirkung vieler Medikamente.

M

Melone – Gesunder Durstlöscher

Melonen sind reich an lebenswichtigen Substanzen. Man könnte sich einige Zeit allein von Melonen ernähren, ohne einen Mangel zu erleiden. Wer regelmäßig Melonen genießt, unterstützt die Blutbildung, verbessert die Eiweißverwertung, tankt reichlich Flüssigkeit und bleibt schlank. Man kann die Melone auch ideal zum Abnehmen einsetzen.

Dazu ein Rezept für Melone mit Schinken (zwei Personen): Eine Zuckermelone halbieren, Kerne mit einem Esslöffel entfernen, jede Melonenhälfte aus der Schale in vier bis fünf Spalten schneiden. Die Spalten auf einem Teller anrichten, jeweils 50 Gramm Parmaschinken, fein aufgeschnitten, dazulegen, frische Kräuter nach Geschmack darüber streuen.

Melone – Kalorienarme Erfrischung

Eine Zucker- oder Honigmelone hat wenig Kalorien, liefert viel Flüssigkeit, Vitamine, Mineralstoffe, Spurenelemente und Enzyme. Halbieren Sie eine Melone, nehmen Sie mit einem Esslöffel die Kerne heraus und essen Sie nun das Fruchtfleisch einer halben Melone als Vorspeise vor jeder Mahlzeit.

Menstruation

Es passiert Frauen und Mädchen in der schönen Jahreszeit oft, dass die monatlichen Tage ausbleiben. Keine Sorge: Meist liegt die Ursache in einem zu intensivem Freizeitsport oder in einer Stressbelastung. Also: Stress abbauen und mit dem Sport nicht übertreiben.

Menstruationsbeschwerden

Bewegung kann entspannend wirken. Allerdings sollten Sie übermäßige Anstrengungen vermeiden. Versuchen Sie es mit Spaziergängen, Tanzen, Schwimmen oder Gymnastik. Gönnen Sie sich ausreichend Schlaf und versuchen Sie, sich zu verwöhnen. Jede Form von Wärme entkrampft: Eine Wärmflasche auf Bauch oder Rücken tut ebenso gut wie ein warmes Bad. Rauchen kann die Schmerzen übrigens noch verstärken. Alkohol jedoch kann, in Maßen getrunken, durchaus das Wohlbefinden erhöhen, weil er entspannt und daher schmerzlindernd wirkt.

Migräne – Fingermassage lindert die Schmerzen
Vertreiben Sie die Migräne mit Fingermassage: Massieren Sie mit allen Fingern Stirn, Schläfen und Nacken. Sie können auch eine Naturborsten-Bürste dazu verwenden. Reiben Sie Franzbranntwein-Gel oder Melissengeist in die Haut ein.

Migräne – Hilfreicher Gemüsecocktail
Trinken Sie einen Viertelliter Gemüsesaft: Rote-Bete-Saft, Sauerkraut-, Möhren- oder Kartoffelsaft. Sie können auch einen Cocktail aus allen diesen Säften – zu gleichen Teilen – mixen.

Migräne – Kartoffelscheiben auf die Stirn
Schneiden Sie rohe Kartoffeln in dünne Scheiben und legen Sie diese auf Stirn und Schläfen. 15 Minuten einwirken lassen und während dieser Zeit ruhig und entspannt atmen.

Migräne – Nicht in die Sauna
Wenn Sie zu jenen rund sechs Millionen bedauernswerten Menschen in Deutschland gehören, die immer wieder an Migräne leiden, dann sollten Sie nicht unbedingt in die Sauna gehen. Die starken Temperaturschwankungen und die große Hitze können einen Migräneanfall erst recht auslösen. Viel sinnvoller ist es, Gymnastik zu treiben oder eine Wanderung durch die Natur zu unternehmen. Grundsätzlich sollte jeder, der an Migräne leidet, zur Klärung der Ursachen bei seinem Hausarzt vorsprechen.

M

Migräne – Schwimmen mindert die Anfälle

Gehen Sie schwimmen. An der Universität Essen hat der Neurologe Prof. Dr. Hans Christoph Diener herausgefunden: Speziell bei Frauen werden Migräneanfälle seltener, wenn sie regelmäßig Schwimmsport betreiben.

Migräne am Morgen

Bleiben Sie auf dem Rücken im Bett liegen. Beine in die Höhe. Hände in den Hüften abstützen und dann zehn Minuten lang Radfahrbewegungen in der Luft machen.

Milch – Mit Vitamin D noch besser

Kalzium aus der Milch kann von den Knochen nur dann resorbiert werden, wenn gleichzeitig dem Körper auch Vitamin D zugeführt wird. Wer seine Knochen wirklich stark machen will, der sollte das Glas Milch zum Fisch, zu einem Gericht mit Eiern oder zu Champignons trinken.
Wer Milch mit Spinat oder Rhabarber kombiniert, stört die Kalziumaufnahme.

Milch schützt vor Karies

Wer regelmäßig Milch trinkt, schützt die Zähne vor Karies. Schweizer Wissenschaftler an der Universität Zürich haben jetzt nachgewiesen: Das Milcheiweiß verhindert die Kariesbildung bis zu 80 Prozent. Zugleich aber fördert es das Wachstum von positiven, gesundheitsfördernden Bakterien, die am Aufbau der Immunkraft im Mund beteiligt sind.

Mineralstoffe und Spurenelemente

Besonders im Frühling braucht unser Organismus besonders viele Mineralstoffe und Spurenelemente. Die beste Quelle sind Gemüse und Kartoffeln, wenn sie schonend zubereitet werden. Daher: Garen Sie niemals in Salzwasser. Das Salz löst nämlich wertvolle Mineralstoffe und die werden dann mit dem Kochwasser weggeschüttet. Salzen Sie immer erst nach dem Kochen.

Minirock

Wenn es draußen noch recht kühl ist, sollten Mädchen und junge Frauen auf das Tragen von Miniröcken noch verzichten. Jüngste Untersuchungen von Prof. Dr. Hellmut Ippen an der Uni Göttingen haben ergeben: Auch Miniröcke können Zellulite verursachen. Die unbedeckte Haut an den Oberschenkeln friert und schützt sich mit Fettablagerungen im Gewebe.

Minze

Wer an Übelkeit leidet und erbrechen muss, hat einen unangenehmen, üblen Geschmack im Mund. Wenn Sie ihn rasch loswerden wollen, dann nehmen Sie einen zuckerfreien Kaugummi mit Minze-Geschmack oder gurgeln Sie mit einem erfrischenden Mundwasser. Putzen Sie bitte nicht sofort die Zähne. Die hochgestiegene Magensäure, die von der Zahnbürste in den Zahn gerieben wird, greift den Zahnschmelz an.

Mitesser

Die Sonne, die Hitze und die trockene Sommerluft sind oft schuld daran, dass sich auf der Haut Mitesser und Pickel zeigen. In diesem Fall sollten Sie die Zitrone als Hautreiniger einsetzen. Pressen Sie am Morgen nach dem Aufstehen eine halbe Zitrone aus, tauchen Sie einen Wattebausch in den Zitronensaft ein und reiben Sie damit sanft die Haut ab. Der Zitronensaft verhindert Entzündungen und reinigt porentief.

Mittagsschlaf

Gehören Sie zu jenen Menschen, die am Nachmittag ein Leistungstief haben und müde werden? Dann sollten Sie – wenn möglich – mittags 15 Minuten schlafen. Nicht länger. Ein kurzer Mittagsschlaf ist ebenso erfrischend und entspannend wie eine stimulierende Arznei und auf jeden Fall gesünder.

Mittagstief

Eine leichte Übung, die ein Mittagstief schneller und gesünder überwinden hilft als eine Tasse Kaffee: Hüpfen Sie zehn Minuten draußen auf einem Bein umher. Das macht Körper und Geist wieder fit.

Mobbing

Mobbing – Psychoterror am Arbeitsplatz – hat in den letzten Jahren dramatisch zugenommen. Konkurrenzdruck, Karrieredenken und ein wachsender Mangel an sozialem Verhalten sind die Ursache. Berliner Psychologen haben nachgewiesen: Mobbing führt mit der Zeit zu Nervosität, Schlafstörungen, Depressionen und Magenschmerzen. Eine Studie an der Universität in New York bestätigt: Betroffene ernähren sich weniger gesund, greifen schneller zur Zigarette und zum Alkohol. Ständige Kränkungen und Nörgeleien schwächen das Immunsystem. Besonders bei Frauen kommen zum seelischen Druck organische Störungen dazu.
Was können Sie tun? Meiden Sie Mitmenschen, die Sie ständig kränken, beleidigen und kritisieren wollen, und suchen Sie Unterstützung in einer der zahlreichen Selbsthilfegruppen oder bei einem Therapeuten. Wo immer es geht, sollten sich Kollegen am Arbeitsplatz zusammentun und jeden Versuch von Mobbing sofort massiv bekämpfen.

Möhren

Haben Sie auch immer gedacht, dass es am gesündesten ist, wenn man rohe Möhren knabbert? Prof. Dr. Luke Howard an der Universität Arkansas, USA, hat im Rahmen einer Studie nachgewiesen: Gekocht oder gedünstet sind Möhren und gelbe Rüben noch wertvoller für die Gesundheit. Beim Erhitzen entstehen große Mengen an Phenolen, die den Organismus vor Umweltschadstoffen und Krebsgefahr schützen.

Morgenmuffel

In der kalten Winterzeit sind die meisten von uns morgens besonders müde und mitunter auch nicht so besonders gut gelaunt. *Es gibt dagegen ein altes, bewährtes Rezept. Machen Sie eine Sanddornkur. Mischen Sie Sanddornsirup im Verhältnis eins zu sechs mit Wasser und trinken Sie den Saft, der enorm viel Vitamin C liefert, langsam in kleinen Schlucken. Am besten nach dem Frühstück.*

Mückenschutz

Zur Abwehr von Stechmücken: Reiben Sie die freien Hautstellen mit Lavendel- oder Nelkenöl ein.

Mückenstich – Erste Hilfe gegen Jucken

Einfache Rezepte aus der Natur gegen Mückenstiche: *Eine Zitrone durchschneiden, mit der Schnittfläche die Haut einreiben oder etwas Kochsalz auf die Einstichstelle streuen, mit Speichel verreiben oder die schmerzende Stelle mit Teebaumöl einreiben.*

Mückenstich – Zwiebel und Eis gegen die Schwellung

Wenn Sie zu jenen Menschen gehören, die nach einem Mückenstich eine juckende, gerötete und angeschwollene Haut an der Stichstelle bekommen, dann sollten Sie diese Stelle sofort mit einer halbierten Zwiebel oder mit einem Eiswürfel einreiben.

Müdigkeit – Rosmarin für mehr Energie

Ein ausgezeichnetes Naturrezept gegen Müdigkeit und Erschöpfungszustände: Trinken Sie drei Wochen lang dreimal täglich eine Tasse Rosmarintee mit einem Teelöffel Honig. Die ätherischen Öle aus dem Rosmarin geben Energie.

Müdigkeit vertreiben

Haben Sie das auch schon erlebt? Sie kommen nach einem arbeitsreichen Tag nach Hause und sind hundemüde. Aber Sie wollen noch unbedingt ausgehen. Mit einem kleinen Trick sind Sie wieder fit. Verrühren Sie fünf Esslöffel Obstessig in einem halben Liter lauwarmem Wasser und reiben Sie damit den Körper ab. Dann duschen und schon sind Sie wieder unternehmungslustig.

Mundgeruch

Gegen Mundgeruch kauen Sie intensiv Fenchelsamen, Dillsamen oder Aniskörner. Putzen Sie nach jeder Mahlzeit die Zähne und spülen anschließend die Mundhöhle mit Wasser, in das Sie einige Tropfen Teebaumöl gegeben haben. Zähne putzen ist übrigens nicht nur gut für die Zähne, sondern bekämpft auch Infektionen im Mundraum.

Mundschleimhaut

Drei Tropfen ätherisches Salbeiöl in warmes Wasser geben, eine halbe Minute spülen. Auch das Öl des australischen Teebaumes hat starke, natürliche, antibiotische Kräfte. Man gibt einige Tropfen auf ein halbes Glas Wasser und spült den Mund gründlich damit aus.

Mundtrockenheit

Leiden Sie auch sehr oft an einem trockenen Mund? Dann spülen Sie mehrmals am Tag mit einem Glas Wasser und essen Sie eine Papaya. Aufschneiden, Kerne raus, das Fruchtfleisch mit Orangensaft beträufeln und auslöffeln. Papayas enthalten Enzyme, welche die Speichelproduktion anregen.

Muntermacher

Viele Menschen haben am Morgen Mühe, sich für den Tag zu motivieren. Am besten gelingt das, wenn alle Sinne geweckt werden.

Düfte können richtige Muntermacher sein: Riechen Sie tagsüber an einem Fläschchen mit Pfefferminzöl, Thymianöl, Rosmarinöl oder Kampferöl oder geben Sie 20 Tropfen von einem dieser Öle in eine Schale mit Wasser. Sie können dann die verdunstenden ätherischen Öle aus der Raumluft einatmen.

Ganz besonders wertvoll: 30 Tropfen Rosenöl aufs Taschentuch, immer mal wieder daran riechen. Das hilft garantiert gegen schlechte Laune.

Zwei Esslöffel Hagebuttenmark mit einem Viertelliter Milch verrühren und gleich morgens genießen. Der ideale Drink gegen Frühjahrsmüdigkeit.

Musik

Es ist gefährlich, einen Walkman zu laut aufzudrehen! Das Umweltbundesamt hat festgestellt: Jeder dritte Jugendliche in Deutschland erleidet durch zu lautes Musikhören bleibende Gehörschäden.

Muskelkater – Salz aus dem Toten Meer entspannt

Bei schmerzenden Muskelverspannungen können zwei Tassen Kaffee helfen.

Alternativ können Sie ein Bad mit Salz aus dem Toten Meer nehmen. Es wirkt beruhigend und schmerzlindernd.

Muskelkater – Warmes Wasser lindert

Halten Sie die schmerzenden Gliedmaßen zirka drei Minuten in warmes Wasser, 20 Sekunden in kaltes Wasser. Anschließend die Muskeln mit leichter Gymnastik durchwärmen.

Muskelzerrungen
Bei Muskelzerrungen nach Sport oder Gartenarbeit: Einreibungen mit Ringelblumensalbe schaffen Linderung.

Müsli – Bevorzugen Sie Früchte der Saison
Lassen Sie sich je nach Jahreszeit zu neuen Müslikreationen anregen: Mischen Sie dem Müsli frische Früchte der Saison bei, am besten in kleine Stücke geschnitten. Gesüßt wird mit klein gehackten Datteln, Feigen, ungeschwefelten Rosinen und Honig.

Müsli – Die Menge kontrollieren
Richten Sie nicht zu viel Müsli an. Diesen Fehler machen alle Anfänger und werden davon dick. Drei bis vier Esslöffel Müsli-Vollkornflocken genügen. Alle anderen Zutaten geben Sie nach Gefühl dazu, ebenfalls in Maßen. Am besten übergießen Sie die Fünfkorn-Flocken abends in einer Tasse mit Wasser und weichen Sie über Nacht auf. Dann ist das Müsli am bekömmlichsten.

Müsli – Die richtige Mischung macht's
Das alles muss in einem Müsli, das Vitalität aufbauen soll, drinnen sein: Weizen, Gerste, Hafer, Hirse und Roggen – alles keimfähiges Vollkorn aus biologischem Anbau. Am besten kaufen Sie Fünfkorn-Flocken. Da ist alles drin. Das Müsli braucht gehackte Walnüsse und Haselnüsse. Sie sind die Gehirnnahrung. Geben Sie pro Person einen Teelöffel Weizenkeimöl für Herz und Kreislauf dazu.

Muttermilch
Junge Mütter, die ihr Baby lange stillen, geben dem Kleinen eine optimale Starthilfe fürs Leben. Bayerische Kinderärzte haben im Rahmen einer Langzeitstudie mit 9000 Müttern festgestellt: Die Muttermilch schützt vor Übergewicht, stärkt die Augen und fördert die Intelligenz.

N

Nacken entspannen
Morgens schon Nackenschmerzen? Gehen Sie unter die Dusche und lassen Sie sehr warmes oder heißes Wasser einige Minuten lang auf die verspannte Nacken- und Schultermuskulatur einwirken.

Nackenverspannung
So wird die Nackenpartie wieder locker: Ziehen Sie beide Schultern bis zu den Ohren hoch. Anschließend die Schultern langsam entspannen. Wiederholen Sie diese Übung mehrere Male, bis eine Besserung eintritt.

Nahrungsenergie
Eine Spezial-Mahlzeit für zwischendurch stärkt Ihre natürlichen Abwehrkräfte: eine Salzgurke, drei Gabeln voll Sauerkraut, ein Viertelliter Rote-Bete-Saft.
Diese milchsauer vergorene Gemüse-Nahrung ist ein Super-Kraftstoff für die Abwehrzellen.

Nase
Sie sollten unterwegs immer ein Fläschchen japanisches Heilpflanzenöl oder Eukalyptustinktur dabei haben. Öffnen Sie die Flasche immer wieder und schnuppern Sie daran. Das hält Nase und Kopf frei.

Nase verstopft
Reiben Sie mehrmals am Tag asiatischen Tigerbalsam oder japanisches Heilpflanzenöl unter die Nasenlöcher.

Nasenbluten – Feuchtkaltes Tuch vermindert die Durchblutung
Pressen Sie ein feuchtes, kaltes Tuch in den Nacken, es vermindert die Nasendurchblutung. Sitzen Sie aufrecht, drücken Sie

den Nasenflügel mit dem Zeigefinger an die Nasenscheidewand. Bei einer stärkeren oder anhaltenden Blutung müssen Sie zum Arzt.

Nasenbluten – Nasenpflege mit Heilkräutertee
Eine Nasenspülung mit Heilkräutertee kann helfen: Ein Esslöffel Eichenrinde und ein Esslöffel Blutwurz werden in einem Topf mit zwei Tassen Wasser übergossen. Fünf Minuten kochen lassen, durchseihen, dann abkühlen lassen. Der lauwarme Tee wird sanft durch die Nase hochgeschnupft.

Nasenbluten – Tampon als Druckverband
Wenn das Nasenbluten besonders heftig ist, verschließen Sie für ganz kurze Zeit den betreffenden Nasenausgang mit einem Tampon oder mit zusammengerollter Verbandsgaze.

Nasenbluten – Zwiebeln
Schneiden Sie zwei große Zwiebeln in jeweils zwei Hälften. Legen Sie zwei Hälften mit den Schnittflächen zur Haut in den Nacken. Die anderen beiden Zwiebelhälften pressen Sie für einige Zeit an die Nasenlöcher.

Nebenhöhlen-Entzündung
Tragen Sie ein paar Tage lang eine Wollmütze bis in die Stirn. Nehmen Sie öfters ein Gesichts-Dampfbad mit heißem Wasser. Danach mindestens eine Stunde lang nicht ins Freie gehen.

Nelkenöl
Sie sollten immer Gewürznelkenöl zu Hause haben. Ein paar Tropfen Nelkenöl in etwas Wasser, gut umrühren und in kleinen Schlucken trinken oder lange Zeit damit gurgeln: Das kann plötzlich auftretende Zahn- und Kopfschmerzen vertreiben.

Nerven – Mit Johanniskraut stärken
Stärken Sie Ihre Nerven mit Johanniskraut: Trinken Sie eine Tasse Johanniskrauttee oder nehmen Sie zwei Esslöffel Johanniskrautsaft in etwas Wasser aufgelöst. Bei besonders starker, lange andauernder Nervosität empfiehlt es sich, hoch dosierten Johanniskrautextrakt in Drageeform zu nehmen.

Nerven – Schnittlauch macht fröhlich
Wenn Sie gereizt sind: Frischer Schnittlauch auf dem Brot macht wieder ausgeglichen. Auch Bewegung (Treppen steigen, ein Spaziergang, Gymnastik oder Ähnliches) bringt die Stimmung zwischendurch schnell wieder ins Gleichgewicht und baut Stress ab.

Nerven stärken
Essen Sie öfters jungen Spinat. Er enthält Vitamin A und das Provitamin Beta-Karotin. Dadurch stärken Sie Ihre Sehkraft. Spinat stärkt auch die Nerven; verantwortlich dafür sind Magnesium und das Nervenvitamin B1.

Nervosität – Avocados stärken die Nerven
Wenn Sie tagsüber aufgrund von Arbeitsüberlastung nervös werden, dann holen Sie sich aus dem nächsten Laden zwei Avocados. Reife Avocados enthalten große Mengen an Vitamin B6 und das stärkt die Nerven. Aus dem Fruchtfleisch der Avocados wird dieses Vitamin besonders rasch aufgenommen.

Nervosität – Die richtigen Farben wählen
Wer zu den nervösen Menschentypen zählt oder unter innerer Unruhe leidet, sollte auch einmal versuchen, seine Garderobe oder sogar die Farbgebung in den eigenen vier Wänden nach gesundheitlichen Aspekten auszuwählen. Braun wirkt beruhigend. Auch Lindgrün und Violett üben eine entspan-

nende und beruhigende Wirkung auf das Nervensystem aus. Dunkelgrün stärkt die Abwehrkräfte des Organismus. Die Farbe Rot, die als anregend gilt, sollten nervöse Menschen dagegen meiden.

Nervosität – Isometrische Übung
Eine praktische Übung, mit der man ganz schnell die Nervosität abbauen kann: Setzen Sie sich aufrecht hin, drücken Sie die Zungenspitze gegen den Gaumen. Atmen Sie dabei durch die Nase ein und durch den Mund aus und legen Sie dabei die Fingerspitzen beider Hände fest aneinander. Die Übung sollte etwa eine Minute dauern und muss mehrmals wiederholt werden.

Nervosität – Naturlezithin gleicht aus
Wer an heißen Tagen gereizt und nervös ist, sollte einen Esslöffel Naturlezithin einnehmen.

Nervosität mit Honig bekämpfen
Wenn Sie nervös sind: Lassen Sie einen Teelöffel Honig langsam auf der Zunge zergehen.

Nervosität wegschaukeln
Entdecken Sie außerdem Großmutters Schaukelstuhl für sich. Schaukeln schafft Wohlbehagen.

Netzhaut
Bestimmte Formen von Karotinoiden geben dem Spinat seine dunkelgrüne Farbe: das Lutein und Zeaxanthin. Diese beiden Farbsubstanzen stärken die Netzhaut der Augen und schützen sie gegen eine gefürchtete Krankheit, die Makula-Degeneration. Außerdem geben die Farbstoffe im Spinat unseren Nerven Kraft und machen uns stressfest.

Neurodermitis

Viele, die an juckender, nässender Haut und an Neurodermitis leiden, meiden im Sommer den Sport. Sie haben Angst, dass das Schwitzen ihr Hautproblem verstärkt.
Prof. Dr. Hornstein von der Universitäts-Hautklinik in Erlangen hat das Gegenteil nachgewiesen: Wer Sport – wie Gymnastik, Tischtennis oder Volleyball – treibt, kann sein Hautleiden verbessern.

Nieren – Entwässern mit Erdbeeren

Es muss nicht Bier sein: Auch Erdbeeren wirken harntreibend, können den Körper von Nierensand und Nierensteinen befreien.

Nieren – Spülen mit einer Kräuterteekur

Wenn Sie Ihren Nieren Gutes tun wollen, machen Sie eine Kur mit folgendem Kräutertee. Lassen Sie in der Apotheke 60 Gramm Goldrute, jeweils 40 Gramm Birkenblätter und Brennnesselblätter und je 20 Gramm Quecke und Wacholderbeeren mischen. Ein Teelöffel davon wird mit einer Tasse kochendem Wasser übergossen, das Ganze acht Minuten zugedeckt ziehen lassen und anschließend durchseihen. Täglich drei Tassen trinken. Das spült die Nieren richtig durch.

Nierenstein

Neigen Sie zu Nierensteinen und haben panische Angst, wieder von so einem schmerzvollen Ereignis wie einer Nierenkolik geplagt zu werden? Die beste Methode, um vorzubeugen: Trinken Sie jeden Tag zwei bis drei Liter stilles Mineralwasser. Zugleich meiden Sie Grapefruits, Grapefruitsaft sowie Tomaten, Rote Bete und Rote-Bete-Saft. Damit erhöhen Sie nämlich das Risiko der Neubildung von Nierensteinen, wenngleich diese Säfte sonst sehr gesund sind.

Nikotinsucht

Viele Eltern erlauben ihren Kindern im jugendlichen Alter das Rauchen und denken: Ein Verbot würde das Ganze noch reizvoller machen. Man hofft: Die Mädchen und Jungen verabschieden sich dann schnell wieder vom Nikotin. Eine neue Studie an der Universität von Massachusetts in Worchester, USA, beweist, dass dieser Trick sehr gefährlich ist. Nach bereits vier Wochen kann man nikotinsüchtig sein; und Mädchen erwischt es schneller als junge Männer.

Nitrat

Die Weltgesundheitsorganisation empfiehlt für Erwachsene, täglich nicht mehr als 220 Milligramm Nitrat aufzunehmen. Als Grenzwerte für Nitrate im Trink- und Mineralwasser gelten 50 Milligramm pro Liter. Kopfsalat, Feldsalat, Spinat, Radieschen, Rettich und Rote Bete reichern besonders viel Nitrat an (bis zu 5000 Milligramm pro Kilogramm wurden gemessen). Nitratpökelsalz wird jedoch auch Fleisch- und Wurstwaren zugesetzt. Die höchste Konzentration hat roher Schinken. Die Nitratmengen in Käse sind dagegen gering: Frischkäse darf bei der Herstellung maximal 60 Milligramm pro Kilogramm Nitrate zugesetzt werden, nach der vorgeschriebenen vierwöchigen Lagerzeit hat sich diese Menge auf vier Milligramm reduziert.

Nudeln

Gute Nachricht für Italien-Urlauber: Spaghetti machen nicht dick. Eine normale Portion Spaghetti (100 g) plus Tomatensauce und geriebenem Käse hat nur rund 450 Kalorien. Damit zählt solch ein Nudelgericht zu den leichteren Mahlzeiten und Sie können mit Nudeln spaghettidünn bleiben. Achten Sie nur darauf, dass die Sauce nicht zu kalorienreich ist, meiden Sie vor allem das Zufügen von größeren Mengen an Sahne, Alkohol, Käse und Öl.

Nüsse – Wertvolle Gehirnnahrung

Nüsse sind reich an hochwertigen ungesättigten Fettsäuren. Sie enthalten viel Vitamin E, liefern leicht verdauliches Eiweiß und sind durch ihre B-Vitamine sowie die Spurenelemente Phosphor und Schwefel eine wunderbare Nahrung fürs Gehirn und für die Nerven. Sie bringen unser Denken so richtig in Schwung.

Ein Obstsalat, der geistig und körperlich fit macht (zwei Personen): Zwei Äpfel, zwei Bananen, vier saftige Birnen, zwei geschälte Orangen, zwei Mandarinen in kleine Stücke schneiden, in eine Schüssel geben. Zwei Esslöffel Rosinen, den Saft von einer Zitrone, zwei Esslöffel Honig, vier gehäufte Esslöffel gehackte Walnüsse und zwei Esslöffel Naturlezithin dazurühren.

Nüsse senken Cholesterinwert

Wir sollten rund ums Jahr täglich fünf bis sieben Nüsse essen. Eine Forschergruppe in der Provinzialklink von Barcelona hat im Rahmen einer Studie nachgewiesen: Nüsse können einen erhöhten Cholesterinspiegel abbauen. Innerhalb von zwei Monaten wird das schädliche LDL-Cholesterin um bis zu elf Prozent gesenkt.

O

Obst

Obst ist zwar gesund. Hin und wieder hat man aber auch einmal Schwierigkeiten mit der Verdauung. Sowohl auf Reisen in exotische Länder als auch daheim kann es bei Genuss von zu viel Obst plötzlich zu Durchfall kommen. Doch keine Panik! Eine praktische und einfache Hilfe: Trinken Sie Schwarztee. Das ist ein wirksames Rezept. Allerdings nur unter bestimmten Voraussetzungen. Damit die entscheidenden Wirkstoffe aus den Teeblättern herausgelöst werden, muss der Tee 15 Minuten ziehen. Für passionierte Teetrinker vielleicht eine absurde Anmutung, aber der Verdauung hilft's. Eine andere Möglichkeit: Trinken Sie einige Zeit jeden Tag eine Flasche Heidelbeer-Muttersaft ohne Wasser und Zucker.

Obst für die schlanke Linie

Für die meisten von uns sind viele Feiertage mit reichlich Essen verbunden. Deshalb ist es empfehlenswert, wenn Sie vor den »üppigen« Festtagen schon einmal einen Obst- oder Reistag einlegen. Der Körper ist für Vitamine und Ballaststoffe stets dankbar. Das gilt auch für kleine Zwischenmahlzeiten. Achten Sie auch darauf, dass an solchen Tagen genügend frisches Obst zu Verfügung steht.

Obstschorle – Mineralstoffe für den Körper

Nach sportlichen Anstrengungen können Sie den Körper mit Mischungen aus Obst- und Gemüsesäften mit Mineralwasser im Verhältnis eins zu drei (ein Teil Obst- oder Gemüsesaft, drei Teile Mineralwasser) schnell wieder aufbauen.

Ohr – Insekt entfernen

Hat sich ein Insekt ins Ohr verirrt, sollte man niemals versuchen, dieses mit dem Finger oder gar spitzen Gegenständen selbst aus dem Ohr zu holen, sondern einige Tropfen Öl in den

Gehörgang träufeln. Dadurch wird das Insekt getötet oder zumindest ruhig gestellt. Anschließend gehen Sie am besten zum Arzt.

Ohr – Kaugummi gegen Entzündung

Man kann an kalten Tagen mit Kaugummikauen einer Ohrenentzündung entgegenwirken. Das ist eine einfache und angenehme Therapie: Durch die Kaubewegungen öffnet sich die eustachische Röhre zwischen Mittelohr und Mundhöhle. Dadurch wird das Ohr entlüftet und bleibt trocken. Bakterien, die eine Entzündung auslösen, können sich nicht ansiedeln.

Ohrenmassage für die Fitness

Wenn Sie sich in geschlossenen Räumen erschöpft und müde fühlen: die Heizung abschalten und das Fenster öffnen. Der Kältereiz und die frische Luft bringen schnell neue Energie. Auch Ohrenreiben bringt neue Konzentrationsfähigkeit: Setzen Sie sich entspannt hin und massieren Sie mit Daumen und Zeigefinger die Ränder Ihrer Ohren von oben nach unten. Wiederholen Sie diese Übung öfters.

Ohrensäckchen

Sie sollten immer – wie unsere Großmütter – ein Kirschkernsäckchen zu Hause haben. Wenn Sie sich erkältet fühlen und leichte Ohrenschmerzen verspüren, dann erhitzen Sie das Säckchen im Backofen und legen es ans Ohr. Die gleich bleibende Wärme kann den Schmerz bald zum Abklingen bringen. Wird der Schmerz stärker, dann müssen Sie den Arzt aufsuchen.

Ölzieh-Kur

Ein verblüffend einfaches, aber wirksames Mittel zur Virenabwehr: Einen Esslöffel Sonnenblumenöl eine Viertelstunde im Mund behalten und zwischen den Zähnen hin und her ziehen, dann ausspucken. Das Öl sollte beim Ausspucken weiß sein. Ist es gelb, war die Prozedur zu kurz. Nach dem Ausspucken Mundhöhle mit Wasser ausspülen, Zähne mit Zahnbürste, aber ohne Zahnpasta putzen. Die Mundhöhle ist wieder frei von Krankheitserregern.

Omega-3-Fettsäuren

Omega-3-Fettsäuren können erhöhten Blutdruck senken, die Adernverkalkung bremsen und das Herz schützen und stärken. Omega-3-Fettsäuren wirken aber auch rheumatischen Beschwerden, der Schuppenflechte und entzündlichen Darmerkrankungen entgegen. Wer sie gezielt nutzen möchte, sollte zweimal die Woche 200 bis 250 Gramm Meeresfisch essen. Auch salzarme Makrelenfilets aus der Dose haben eine gute Wirkung.

Operation

Der Statistik nach finden im Winter besonders viele Operationen statt. Vor einem chirurgischen Eingriff sollten Sie sieben Tage keine Kartoffeln, Tomaten und Auberginen essen. Sie enthalten Substanzen – etwa Solanacea-Glykoalkaloide –, die den Abbau von Narkosemitteln im Körper erheblich verzögern. Man fühlt sich nach der Operation länger schlapp, leidet an Kopfschmerzen und Übelkeit.

Orange

Essen Sie jeden Tag zwei Orangen. Unsere Abwehrzellen sind nur mit Vitamin C aktiv. Da Vitamin C im Körper schnell verbraucht und abgebaut wird, muss man es mehrmals am Tag aufnehmen. Das in Orangen, aber auch in anderen Zitrusfrüchten (Mandarine, Zitrone, Grapefruit) enthaltene Vitamin C schützt nicht nur vor Infektionen, sondern macht auch stark gegen Stress, stoppt Zahnfleischbluten und aktiviert die Glückshormone.

Organismus abkühlen
Wenn Sie Sport treiben, ist es nicht nur wichtig, dass Sie vorher Ihre Muskeln aufwärmen. Ebenso notwendig ist es, nach dem Sport den Organismus auch wieder abzukühlen und zu beruhigen. Ideal dafür: eine lauwarme Dusche oder ein nicht zu heißes Wannenbad mit Rosmarinöl.

Osteoporose
Eine wichtige Nachricht für alle, die zu wenig Milch trinken, zu wenig Milchprodukte essen und damit den Knochen zu wenig Kalzium liefern: Ein Super-Knochenstärker ist nach jüngsten Untersuchungen der US-Ernährungsbehörde die Zwiebel. Man sollte sie möglichst roh – etwa im Salat – essen. Zwei Esslöffel gehackte Zwiebel täglich geben den Knochen Kraft und beugen der Osteoporose vor.

P

Papaya
Wollen Sie vital in den Tag gehen? Dann essen Sie zum Frühstück eine Papaya. Neben vielen Vitaminen enthält die tropische Frucht die antibakteriell wirkenden Enzyme Papain, Chymo-Papain und Papaya-Lysozym. Papaya senkt in unseren Zellen das Krebsrisiko.

Paprika – Wertvoll für die Augen
Die Farbstoffe in der Paprika – die so genannten Karotine – machen das Gemüse wertvoll für die Sehkraft – und das zu jeder Jahreszeit.

Paprika hält das Blut flüssig
Der Hauptwirkstoff in der Paprikaschote ist das Capsaicin, ein Jungbrunnen. Capsaicin macht das Blut dünnflüssig und hilft damit, der frühzeitigen Arteriosklerose vorzubeugen. Capsaicin bekämpft Durchblutungsstörungen, ganz besonders kalte Hände und Füße, aber auch Schwindel und Kreislaufschwäche. Das Capsaicin in der Paprika kann auch Migräneanfälle verhindern oder lindern.

Paprika-Rezept für zwei Personen: Eine grüne, rote und gelbe Paprikaschote in dünne Streifen schneiden. Mit einer klein gehackten Zwiebel mischen, mit Marinade aus drei Esslöffeln Olivenöl, einem Esslöffel Zitronensaft, Salz und Pfeffer übergießen. 100 Gramm Schaf- oder Ziegenkäse in Würfel geschnitten darüber streuen.

Parfum
Geben Sie in der Sonne kein Parfum oder Eau de Cologne auf die Haut. Sie bekommen davon hässliche Pigment-Flecken.

Parodontose
Wer unter Zahnfleischschwund oder Zahnfleischentzündung leidet, sollte täglich den Mund mit Teebaumöl spülen. Dazu

gibt man drei bis vier Tropfen Öl auf eine Kaffeetasse Wasser. Teebaumöl wirkt gegen eine große Anzahl von infektiösen Mikroorganismen, einschließlich derer, die größtenteils für Karies und viele Zahnfleischerkrankungen verantwortlich sind.

Pausenbrot

Im Fernsehen wird immer wieder für angeblich gesunde, industriell gefertigte Pausensnacks, Milch- und Müsliriegel geworben. Allen Produkten gemein ist ein hoher Anteil an Zucker und/oder auch Fett. Bestandteile wie Milch finden sich selbst in Produkten, die damit werben, erst nachrangig auf der Zutatenliste. Auch wenn Kinder die fantasievoll beworbenen und bunt verpackten Produkte »cool« und die Eltern sie eventuell praktisch finden: Das gesündeste Schulbrot besteht altmodisch und arbeitsaufwändig aus Vollkornbrot mit Käse, eventuell mit Gurken- oder Tomatenscheiben garniert, und einem Apfel. Das Bedürfnis nach Süßem kann mit einigen ungeschwefelten Trockenfrüchten befriedigt werden.

Petersilie

Zwischen den beiden Weltkriegen galt es als Geheimnis in schottischen Herrenclubs: Man kaut frische, rohe Petersilie, um die Manneskraft aufzubauen und zu stärken. Pflanzliche Hormonstoffe in der Gewürzpflanze und der Wirkstoff Apiin sind dafür verantwortlich.

Pfeffer

Für Menschen, die keinen Pfeffer vertragen – zum Beispiel Patienten mit Nierenproblemen oder mit Magenschleimhautentzündung – gibt es eine Alternative. Man verwendet anstelle des Pfeffers fein gemahlene Schwarzkümmel-Samen.

Pfirsich – Stärke für die Nerven

Durch den hohen Anteil an Magnesium, Vitamin B3, Selen und Zink kann der Pfirsich schlechte Stimmung wegzaubern und stark gegen Stressbelastung machen. Wer viele Termine hat, der sollte zum Ausgleich reichlich Pfirsiche essen.

Pfirsich für Herz und Kreislauf

Pfirsiche stärken auch Herz und Kreislauf, senken zu hohen Blutdruck und wirken gegen Verstopfung.

Pfirsich für zarte Haut

Die Nukleinsäure in den reifen Früchten sorgt dafür, dass unsere Haut zart und jugendlich bleibt.

Pflanzenfarbstoff

An Sommertagen sollte man grundsätzlich jeden Tag 500 Gramm Obst und 500 Gramm Gemüse zu sich nehmen, und zwar in den Farben Rot, Gelb, Grün und Orange. Solch eine Mischung als Obst- oder Gemüsesalat ist nicht nur erfreulich fürs Auge, sondern enthält auch viele heilsame Pflanzenfarbstoffe.

Pflege

Wenn irgend möglich, sollten kranke, ältere oder pflegebedürftige Menschen zu Hause betreut werden. Die vertraute Umgebung und der ständige Kontakt mit nahen Angehörigen vermitteln dem Kranken ein Gefühl der Geborgenheit, das für die Genesung äußerst wichtig ist.

Piercing

Viele junge Mädchen und Frauen lassen im Sommerurlaub an irgendeiner Körperstelle Piercing-Schmuck anbringen. Der Dresdner Hautexperte Dr. Günther Sebastian warnt: Piercing-

Schmuck besteht sehr oft aus Nickel und kann zu Allergien führen. Außerdem sollte Piercing nur von einem Arzt vorgenommen werden.

Pilzinfektion – Ballaststoffe schützen
Das Risiko einer Pilzinfektion lässt sich senken, wenn man ausreichend Ballaststoffe, dagegen aber möglichst wenig Hefe und insgesamt weniger Kohlenhydrate zu sich nimmt.

Pilzinfektion – Vitamin C irritiert Pilze
Gegen die Gefahr von Pilzinfektionen können Sie regelrechte »Pilzkiller« einsetzen. Essen Sie regelmäßig Knoblauch, Zwiebel, Meerrettich und alle Produkte, die reichlich Vitamin C liefern: Paprikaschoten, Grapefruits, Sauerkraut.

Pilzinfektion – Wenig Zucker beugt vor
Ein zu hoher Zuckerkonsum erhöht das Risiko für eine Pilzinfektion. Je süßer und »überzuckerter« die Ernährung, desto größer ist diese Gefahr. Wer sich vor einer Pilzerkrankung schützen möchte, der sollte bei Süßem nur sehr bescheiden zugreifen.

Po – Gesäßmuskeln kräftigen
Wenn Sie am Badestrand einen knackigen Po zeigen wollen, dann sollten Sie regelmäßig die Gesäßmuskeln kräftigen und trainieren. Legen Sie sich auf den Rücken, stellen Sie die Beine auf, legen die Arme neben sich. Klemmen Sie sich einen Ball zwischen die Knie und versuchen Sie, ihn so lange wie möglich zu halten. Heben und senken Sie dabei das Becken. Wenn Sie diese Übung kontinuierlich ein paar Minuten täglich durchführen, wird der Erfolg nicht ausbleiben.
Wer Probleme mit der Halswirbelsäule hat, darf diese Übung allerdings nicht ausführen!

Po – Knackig ist schöner
Ein knackiger Po macht sich bei Frau und Mann gut, wirkt sportlich und gesund. Aber wie erhält man sich die gute Figur und was muss man tun, um Po und Oberschenkel zu kräftigen und zu straffen? Gehen Sie aus dem Stand heraus einen Schritt zurück und beugen Sie das Kniegelenk. Einmal mit dem rechten, dann mit dem linken Bein. Der Oberkörper muss dabei aufrecht bleiben.

Pollenallergie – Den Pollen ausweichen
Pollenallergiker müssen Wiesen und die Nähe von blühenden Sträuchern und Bäumen meiden. Weitere Selbsthilfemaßnahmen: Nicht bei geöffnetem Fenster schlafen oder das Fenster gegen vier Uhr nachts schließen, bevor der Pollenflug beginnt. Aufenthalte im Grünen werden am besten nach ausgiebigen Regengüssen vertragen. Am höchsten ist die Pollenkonzentration in der Luft bei sonnigem, windigem Wetter. Weitgehend reizfreie Urlaubsgebiete für Pollenallergiker sind das Hochgebirge sowie Mittelmeer- oder Nordseeinseln.

Pollenallergie – Luftreiniger helfen
Eventuell lohnt die Anschaffung eines elektrischen Reinigungsgerätes, um die Raumluft zu filtern. Es saugt in Räumen bis zu 50 Quadratmeter die Luft mit allen Partikeln in Bodennähe auf und führt sie durch ein Filtersystem. **Wichtig**: Die Filterkassetten regelmäßig wechseln.

Pollenallergie – Sojaprodukte und Erdnüsse lieber meiden
Meiden Sie den Genuss von Sojaprodukten und Erdnüssen. Sie verstärken den Allergie-Stress.

Popcorn – Ganz leicht selbst gemacht
Popcorn mit zu viel Salz, viel Zucker, mit Honigüberzug oder Schokoguss – wie man's manchmal in der Tüte serviert be-

kommt – ist nicht unbedingt der Gesundheit (und der schlanken Linie) förderlich. Daher ist es besser und auch lustiger, man lässt Popcorn zu Hause selbst springen: Geben Sie in einen hohen Topf mit Deckel einen Esslöffel Maiskeimöl. Das Öl darf nicht überhitzt werden. Bedecken Sie den Boden mit Popmaiskörnern. Wenn die ersten Flocken zu hüpfen beginnen, den Deckel draufgeben. Wenn alle Popcornflocken gehüpft sind, ganz leicht salzen und – genießen.

Popcorn – Glukose macht schnell fit
Denken Sie daran: Popcorn liefert schnelle Energie. Die Kohlenhydrate werden vom Vitamin B1 in Glukose umgewandelt und die sorgt dafür, dass wir nicht müde werden und dass wir geistig fit sind. 40 Minuten, nachdem man Popcorn gegessen hat, fühlt man sich zum Bäume ausreißen.

Popcorn – Mangan für Gelassenheit
Popcorn ist reich am Spurenelement Mangan. Es hilft uns, ruhig und gelassen an alle Probleme heranzugehen. Im Popcorn sind auch große Mengen des Spurenelements Zink. Das stärkt nicht nur die Immunkraft, sondern bringt auch gute Laune.

Prostata-Krebs – Nahrungsmittel, die schützen
Männer sollten regelmäßig Linsen, Kichererbsen, Bohnen, Sojabohnen, Leinsamen, Haferkleie und alle Kohlarten in den Speiseplan einbauen. Die Inhaltsstoffe dieser Naturprodukte senken das Risiko, an Prostata-Krebs zu erkranken.

Prüfungen
Wer eine Stunde lernt, braucht eine Stunde Pause, damit das Erlernte gespeichert wird. Kurz vor einer Prüfung empfiehlt es sich, ein paar Blätter frisches Basilikum zu kauen. Die enthaltenen ätherischen Öle bringen das Gehirn in Höchstform.

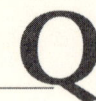

Quark gegen raue Lippen

Viele Menschen leiden an spröden und aufgesprungenen Lippen. Dagegen gibt es ein einfaches und sehr wirkungsvolles Naturrezept:

Schneiden Sie eine rohe Kartoffel in Scheiben und streichen Sie damit mehrmals über die Lippen. Danach tragen Sie dünn ungesalzenen Quark auf die Lippen auf, lassen ihn 20 Minuten einwirken und waschen ihn dann mit lauwarmem Wasser ab.

Quarkmaske

Manche von uns haben mit der Zeit Tränensäcke bekommen. Dagegen hilft eine Quarkmaske. Zwei Esslöffel Quark werden mit einem Esslöffel Joghurt, einem Esslöffel Honig und einem Teelöffel Zitronensaft verrührt. Mit dieser Masse bestreicht man die Partien um die Augen sowie die Stirn und die Wangen. 20 Minuten einwirken lassen. Danach mit lauwarmem Kamillentee abwaschen.

Rachen
Verdünnen Sie roten oder schwarzen Johannisbeersaft mit etwas warmem Wasser und gurgeln Sie damit gründlich. Die darin enthaltene Salicylsäure und Gerbsäure killen Bakterien und Viren im Rachen.

Radikale – Trauben und Äpfel schützen vor freien Radikalen
Äpfel und Trauben enthalten große Mengen an Schutzstoffen gegen die »freien Radikale«, aggressive Substanzen, die unsere Zellen angreifen, krank machen und früher altern lassen. Eine wichtige Rolle spielt dabei das Polyphenol Resveratrol in der Schale der blauen Trauben, aber auch in einem kleinen Gläschen Rotwein.

Rast
Wenn Sie mit dem Auto lange unterwegs sind, rasten Sie zwischendurch häufiger. Machen Sie sich wieder fit. Zehn Kniebeugen helfen schon. Strecken und recken Sie den ganzen Körper. Laufen Sie ein wenig hin und her.

Rauchen – Gefahr für die Hüfte
Rauchen belastet die Lungen und erhöht das Risiko, an Lungenkrebs zu erkranken. Das ist allgemein bekannt. Nun aber haben britische Wissenschaftler nachgewiesen:
Wer täglich mehr als 15 Zigaretten raucht, setzt sich für spätere Jahre der erhöhten Gefahr von Hüftknochenbrüchen aus. Die Erklärung: Rauchen bremst die Produktion von Hormonen, die unsere Knochen hart und fest machen.

Rauchen – Kudzu entgiftet
Versuchen Sie, auf die Zigarette zu verzichten. Hilfreich könnte dabei die Heilpflanze Kudzu sein, die in der sino-japanischen Pflanzenheilkunde seit Jahrtausenden eingesetzt wird.

Sie entgiftet den Organismus, senkt zu hohen Blutdruck und fördert die Durchblutung von Gehirn und Beinen. Vor allem aber besetzen die in der Pflanze enthaltenen Wirkstoffe Nikotinrezeptoren im Körper und senken damit entscheidend das Verlangen nach Nikotin. Zum Abgewöhnen des Rauchens wird dreimal täglich ein Kudzu-Instantgetränk in einem Glas Wasser aufgelöst und getrunken.

Rauchen – Schlecht für die Fahrsicherheit

Auf der Fahrt im Auto nicht rauchen! Nikotin bremst die Sauerstoffversorgung des Gehirns, das beeinträchtigt die Fahrtüchtigkeit. Wenn jemand unbedingt rauchen möchte, sollte er dafür eine Fahrpause einlegen.

Rauchen und Alkohol

Während des Urlaubs in sehr heißen Ländern sollten Sie sehr sparsam mit Alkohol und Zigaretten umgehen. Bei hohen Temperaturen werden die Leber, die Nieren und das Gehirn vom Alkohol und die Lunge vom Nikotin ganz besonders belastet.

Rauchen vermindert das Denken

Das Rauchen schädigt im Laufe des Älterwerdens nicht nur die Lungen, sondern fördert auch den Abbau geistiger Fähigkeiten. Rauchen verengt und verhärtet die Blutgefäße. Dadurch wird der Blutfluss zum Gehirn behindert.

Raucherentwöhnung – Je früher desto besser

Viele nehmen sich vor, mit dem Rauchen aufzuhören. Sie sollten es dann auch wirklich tun. Auf dem 25. Internationalen Krebs-Kongress in Hamburg wurden erschütternde Zahlen vorgelegt: Jedes dritte Krebsleiden wird durch Zigarettenrauchen verursacht. Es ist aber nicht das Nikotin. Es sind die Nitrosamine und die aromatischen Kohlenwasserstoffe im blauen Dunst.

Raucherentwöhnung – Standhaft bleiben mit Enzian
Haben Sie sich wieder einmal vorgenommen mit dem Rauchen aufzuhören? Aber Sie denken, Sie schaffen es nicht? Wenden Sie einen Trick an. Besorgen Sie sich Enziantropfen vom Gelben Enzian. Geben Sie 30 Tropfen in ein Glas lauwarmes Wasser und gurgeln Sie mehrmals am Tag damit. Das nimmt die Lust auf eine Zigarette.

Raucherentwöhnung mit Paprika und Eukalyptus
Wollen Sie sich das Rauchen abgewöhnen? Essen Sie tagsüber sooft wie möglich rohe Paprikaschoten. Lutschen Sie Eukalyptus-Bonbons. Nach diesem Genuss schmeckt die Zigarette nicht gut.

Raucherentwöhnung – Nikotin in Nahrungsmitteln erleichtert das Durchhalten
Wenn Sie sich das Rauchen abgewöhnen und einen gewissen Nikotinspiegel im Körper erhalten wollen, damit Sie keine Entzugserscheinungen bekommen, dann sollten Sie oft ganz bestimmtes Gemüse in den Speiseplan einbauen: Tomaten, Auberginen, Kartoffeln und Blumenkohl. Diese Sorten enthalten nämlich geringe Mengen an Nikotin, und zwar ohne die schädlichen Stoffe, wie sie in der Zigarette sind.

Raucherentwöhnung – Traubenzucker gegen den Heißhunger
Viele, die versuchen mit dem Rauchen aufzuhören, leiden dabei unter schlechter Laune und Nervosität. Da hilft es, jeden Tag ein Stück Traubenzucker zu nehmen, denn das kann die Entzugserscheinungen beim Nikotinverzicht lindern. Die Erklärung: Traubenzucker ist Nervennahrung. Obendrein befriedigt er den Heißhunger auf Süßes, der beim Abgewöhnen oft entsteht.

Raumklima – Feuchtigkeit erhalten

Achten Sie auf genügend Luftfeuchtigkeit in der Wohnung. Trockene Luft in der Heizungsperiode bekämpft man am besten mit regelmäßigem Stoßlüften (öffnen Sie das Fenster für etwa vier Minuten weit) und feuchten Handtüchern über den Heizkörpern. Auch ein Zimmerbrunnen trägt dazu bei, das Raumklima wesentlich zu verbessern.

Raumklima verbessern

Mit Beginn der Heizperiode leiden viele Menschen unter der trockenen Luft. Das können Sie für ein gesundes Raumklima tun:

- Kaufen Sie ein Hygrometer zur Kontrolle der Luftfeuchtigkeit (Idealwert: 50 Prozent).
- Zimmerpflanzen verbrauchen viel Wasser und geben es anschließend gefiltert und keimfrei wieder ab. Manche, wie zum Beispiel Philodendron, Dracaenae oder Ficus benjamini, bauen dazu auch Schadstoffe in der Luft ab.
- Verzichten Sie auf lackierte Möbel und Kunststoffböden. Naturholz speichert Feuchtigkeit und gibt sie auch wieder ab.

Reden

Frauen reden häufiger über Krankheiten und belastende Situationen als Männer. Sie sind jedoch nicht etwa häufiger krank als Männer, sondern haben einfach die bessere Strategie im Umgang mit Krankheiten wie auch mit Stress und seelischen Tiefs: Sie achten beizeiten auf die Signale des Körpers, reden sich das Leid von der Seele und schaffen es damit, schneller wieder gesund zu werden.

Eine größere Krise kann auf diese Weise meist vermieden werden und es kommt verhältnismäßig seltener als bei Männern zum plötzlichen Zusammenbruch.

Regenwetter

Wenn Sie mal schlechtes Wetter haben, ärgern Sie sich nicht. Gehen Sie im Regen spazieren. Das ist sehr erholsam und tut auch der Gesichtshaut gut. Tanken Sie Wärme in der Sauna.

Reis

Reichen sie zum Festessen doch einmal Reis. Die weißen Körner sind Schlankmacher, obwohl sie relativ kalorienreich sind. 100 Gramm Reis enthalten etwa 350 Kalorien. Aber er hält dank seines hohen Zelluloseanteils auch sehr lange satt. Außerdem fördert er den Wasserabbau im Körper. Naturreis enthält übrigens besonders viel Magnesium; das beugt dem so genannten Kater vor, wenn Sie zum Fest mal ein Gläschen mehr trinken.

Reiseapotheke – Was muss rein?

Ehe Sie in Urlaub fahren: Stellen Sie mit dem Apotheker ihre Reiseapotheke zusammen. Abgesehen von individuell verordneten Medikamenten sollten auf jeden Fall eingepackt werden: einfache Schmerz- und Fiebertabletten mit dem Wirkstoff Acetylsalicylsäure, Ibuprofen oder Paracetamol, ein Mittel gegen Durchfall, ein Mittel gegen Verstopfung, eventuell ein Mittel gegen Reiseübelkeit, ein Gel zur Behandlung von Insektenstichen, Sonnenschutzcreme, Wunddesinfektionsmittel, Fieberthermometer, ein Verbandpäckchen, Wundschnellverbände, eine Rolle Heftpflaster.

Reiseapotheke ins Handgepäck

Es ist sinnvoll, eine kleine Reiseapotheke mit in den Urlaub zu nehmen. Sie sollten diese immer im Handgepäck bei sich tragen. Erstens ist der Koffer – speziell beim Fliegen und auch im Kofferraum des Autos – sehr oft großen Temperaturunterschieden ausgesetzt. Das tut vielen Medikamenten nicht gut.

Zweitens kann der Koffer verloren gehen und dann ist auch Ihre medizinische Hilfe fort.

Reisedurchfall

In exotischen Ländern lauert sie überall! »Montezumas Rache«, der leidige Reisedurchfall. Meiden Sie Speiseeis, Mayonnaise, halb rohes Fleisch, offene Getränke, Salate, bereits geschälte Früchte, Leitungswasser und Eiswürfel. Halten Sie sich an den Spruch: Brate es! Koche es! Schäle es! Oder vergiss es! Führen Sie in Ihrer Reiseapotheke sicherheitshalber ein entsprechendes Medikament in ausreichender Menge mit. Lassen Sie sich von einem Apotheker beraten.

Reizbarkeit

Knabbern Sie Popcorn gegen leichte Reizbarkeit. Da ist Lezithin drin. Wenn Sie allerdings stark reizbar und unruhig sind, ist es besser, Sie nehmen einen Esslöffel flüssiges Naturlezithin, das aus der biologisch angebauten Sojabohne gewonnen wird.

Reizmagen

Gegen den so genannten Reizmagen hilft ein »Magenschrittmacher« aus hoch dosiertem Pfefferminzöl und Kümmelöl. Im Gegensatz zu den bisher etablierten Magenpräparaten wirkt die Kombination von Pfefferminze und Kümmel direkt auf die Aktivität der Magenmuskulatur.

Restaurantbesuch

Gehen auch Sie mitunter gern zum Essen in ein Restaurant? Es ist schön, einmal nicht in der Küche stehen zu müssen. Aber – wird mancher sagen – wenn ich abnehmen möchte, muss ich darauf verzichten. Das stimmt nicht. Sie müssen beim Essengehen einfach nur einiges beachten.

Ordern Sie als Vorspeise einen großen Teller mit knackigem, frischem Salat. Der hat wenig Kalorien und liefert viele Mineralstoffe, Spurenelemente, Vitamine und Ballaststoffe. Teilen Sie mit Ihrem Partner eine Hauptspeise und das Dessert. Ihre Figur ist wichtiger als der kritische Blick des Kellners.

Gehen Sie wieder einmal chinesisch essen. Aber nur unter einer Bedingung: Essen Sie mit Stäbchen. Da dauert es länger und Sie sind schneller satt.

Restless-Legs-Syndrom

Vielleicht haben Sie das schon erlebt: Sie legen sich abends ins Bett und plötzlich werden ihre Beine unruhig. Sie jucken und kribbeln. Sie müssen wieder aufstehen. Dahinter kann das Leiden »Restless Legs« stecken. Es muss mit Medikamenten bekämpft werden. Doch es kann auch harmlos sein. Dann genügt es, wenn Sie zwischen dem abendlichen Fernsehen und dem Zubettgehen einen Spaziergang unternehmen.

Rhabarber – Reich an Oxalsäure

Rhabarber birgt auch Gefahren: Er enthält reichlich Oxalsäure, fördert daher die Bildung von Kalzium-Oxalat-Nierensteinen. Die Säure kann auch Rheuma- und Gichtschmerzen verstärken. Daher: Nur einmal die Woche Rhabarber essen, immer abschälen und niemals roh genießen. Sonst bekommt man zu viel Oxalsäure ab.

Es gibt Tricks, wie man die Oxalsäure vermindern kann: Nach dem Schälen die Rhabarberstiele klein schneiden, kurz in kochendes Wasser tauchen. Das Wasser weggießen. Alternativ können Sie Rhabarber mit milchhaltigen Speisen wie Pudding, Vanillesoße und Milchreis kombinieren.

Rhabarber kann man als Kompott genießen oder im gemischten Obstsalat. Ein köstliches Dessert: Milchreis mit Rhabarberkonfitüre.

Rhabarber – Reich an Vitamin B

Das erste heimische Obst nach dem Winter ist Rhabarber Rhabarber hat viele Vorteile für unsere Gesundheit. Er enthält die Vitamine B3, B5 und Folsäure, Magnesium, Mangan, Eisen und Phosphor. Besonders wichtig: Zitronensäure, Apfelsäure, Gerbstoffe, das darmfreundliche Pektin und sanft abführende Substanzen, so genannte Anthrachinone.

Rhabarber – Schutz vor grauem Haar

Mit Rhabarber kann man die Nerven stärken, schlechte Stimmung verbessern, die Haare kräftigen und vor dem vorzeitigen Grauwerden schützen. Rhabarber schenkt Vitalität, macht müde Menschen wieder munter.

Rhabarber gegen Verstopfung

Mit Rhabarber im Speiseplan kann man Verstopfung bekämpfen und den Darm entgiften. Daher ist er das ideale Kompott nach Fleischspeisen, weil Gärstoffe unterbunden werden.

Rheuma

Rheumatische Beschwerden: Einreibungen mit Kamillenöl sind oft eine wirksame Hilfe.

Rheuma – Feuchtigkeit ist Gift

Wer an Rheuma leidet, denkt meist, dass man in erster Linie viel Wärme braucht. Man hüllt sich in warme Decken, die oft den schönen Beinamen »Rheumadecken« tragen. Man überheizt die Wohnung. Das stellt sich aber als großer Irrtum heraus, wie französische Ärzte jetzt herausgefunden haben. So ist es für Rheuma-Patienten besser, wenn sie bei einer Raumtemperatur von 17 bis 20 Grad Celsius schlafen. Die Luftfeuchtigkeit sollte niedrig sein. Sie ist Gift für die kranken Gelenke! Keine Luftbefeuchtungsgeräte aufstellen, keine nassen Tücher aufhängen.

Rheuma – Mit Schlamm gegen Schmerzen
Wer an heißen Sommertagen ins Schwitzen kommt, bei dem melden sich sehr oft verstärkt Gelenkbeschwerden und Rheumaschmerzen. Israelische Wissenschaftler an der Universität Tel Aviv haben herausgefunden: Das beste Rezept, das Sommer-Rheuma rasch zu lindern, sind Schlammpackungen oder Schwefelbäder.

Rheuma – Naturheilmittel aus der Brennessel
Gerade im Herbst treten bei vielen Menschen wieder verstärkt Rheumabeschwerden auf. Bevor man zu Medikamenten greift, sollten zuerst immer natürliche Mittel eingesetzt werden. Studien an der Universität Paris haben ergeben, dass der noch vor kurzem belächelte Brennnesseltee hilft. Brennnesselblätter enthalten Flavone und phenolische Karbonsäuren, die jene Botenstoffe im Körper hemmen, welche die Schmerzen auslösen und Gelenkknorpel zerstören.

Rheuma – Orangenöle gegen Schmerzen
Wenn Sie von Rheuma geplagt werden, drücken Sie eine Orangenschale zusammen und massieren Sie die ätherischen Öle, die dabei aus den Poren der Orangenschale spritzen, auf die Schmerzstellen. Sie haben eine schmerzlindernde Wirkung. Andere einfache Hausmittel zum Einreiben: Franzbranntwein, Olivenöl, Apfelessig, Wacholderöl.

Riechen macht satt
Das Sättigungszentrum im Gehirn ist direkt mit den Riechzellen und -nerven verbunden. Diesen Effekt kann man sich zunutze machen: Jeder kennt den Effekt, wenn man in der Küche gestanden und das Essen zubereitet hat. Bei Tisch ist der Hunger viel kleiner, man hat sich »satt gerochen«. Einige Nahrungsmittel begünstigen diese Reaktion: Der Duft von Pfefferminze,

Banane oder grünem Apfel bewirkt eine vorzeitige Sättigung durch Stimulation des Gehirns.

Ringelblumensalbe

Die Ringelblume (Calendula) ist eines der bekanntesten Hausmittel aus der Naturheilkunde. Man kann damit viele Beschwerden erfolgreich behandeln: Hauterkrankungen, Krampfadern, Muskelzerrungen und Hämorrhoiden, Sportverletzungen und rissige, raue Hände. *Dazu ein Rezept für eine Ringelblumensalbe: 60 Gramm Bienenwachs und 90 Gramm Schweineschmalz mit etwas Ringelblumenöl im Wasserbad schmelzen. Dann eine gehäufte Hand voll Ringelblumenblüten dazugeben, alles aufkochen, durchseihen. 90 Milliliter Mandelöl zugießen und so lange umrühren, bis die Mischung abgekühlt ist. In dunkle Gläser mit Deckel füllen, kühl und dunkel lagern.*

Rockkonzert

Laute Musik ist eine große Belastung fürs Gehör. Forscher haben herausgefunden: Wer vor so einem Konzert in die Sauna geht, macht damit sein Gehör stark gegen den Lärm. Man weiß nicht, warum das so ist. Aber es funktioniert.

Rosmarinöl

Wenn Sie müde und abgekämpft sind, riechen Sie zwischendurch an einem Fläschchen mit ätherischem Rosmarinöl.

Rosmarintee

Einmal kalt, einmal warm. Wechselhafte Wetterlagen machen Menschen mit niedrigem Blutdruck zu schaffen. Wenn am Morgen der Kreislauf Probleme macht, dann trinken Sie ein bis zwei Tassen Rosmarintee. Einen Teelöffel getrockneter Rosmarin mit einer Tasse kochendem Wasser übergießen, fünf bis sieben Minuten zugedeckt ziehen lassen, anschließend durchseihen.

Rot – Anregung für Körper und Geist
Mancher kann Verstopfung bekämpfen, wenn er die Farbe Rot auf sich einwirken lässt. Französische Ärzte fanden heraus, dass Rot die Pulsfrequenz erhöht, die Durchblutung verbessert und den gesamten Stoffwechsel ankurbelt. Rote Bettwäsche zum Beispiel soll die Liebeslust fördern. **Der Nachteil:** Sie soll den gesunden Schlaf stören.

Rote Bete – Je kleiner, umso feiner
Beim Einkaufen von Roter Bete sollten Sie beachten: Kleine Rüben sind zarter und enthalten weniger Nitrat.

Rote Bete – Positiv für Vitamin C
Die Knollenfrucht verstärkt die Wirkung von Vitamin C, das wir von anderswo aufnehmen. Sie fördert die Blutbildung. Wer Medikamente einnehmen muss, die das gesunde Blutbild stören, sollte regelmäßig Rote-Bete-Saft trinken. Die Rote Bete vertreibt Müdigkeit und schützt vor Infekten.

Rotwein – Ein Gläschen in Ehren
Für alle Weingenießer: Kalifornische und französische Wissenschaftler haben herausgefunden, dass Rotwein wertvolle, schützende Substanzen enthält. Sie verhindern, dass sich zu viel negative LDL-Blutfette im Blut bilden, die nachweislich die vorzeitige Adernverkalkung fördern und Herz-Kreislauf-Erkrankungen verursachen. Die schlechte Nachricht: Es sollte nur ganz wenig Rotwein sein! Täglich ein Achtelliter Rotwein ist Medizin: Herz und Kreislauf werden gestärkt, Blutdruck und Blutfließeigenschaften positiv beeinflusst.

Rücken – Rückenschwimmen und Laufen entlasten
Wer tagsüber viel Schreibtischarbeit leisten muss, bekommt oft Rückenprobleme. Um die Rückenmuskeln zu stärken und

die Wirbelsäule zu entlasten: Rückenschwimmen oder Laufen. Zumindest zweimal die Woche je zwei Stunden.

Rücken stärken

Haben Sie heute auch wieder einen Tag vor sich, an dem Sie bei der Arbeit viele Stunden sitzen müssen? Das schwächt die Rückenmuskulatur. Daher sollten Sie zwischendurch am Arbeitsplatz und in Ihrer Freizeit zu Hause einen Ausgleich schaffen und die Rückenmuskeln stärken. Laufen Sie auf der Stelle und heben Sie dabei die Knie so hoch, wie es nur geht.

Rückenschmerzen – Bewegung gegen den Schmerz

Rückenschmerzen sind oft typische Verspannungsschmerzen. Falsch ist, sich einfach hinzulegen und nichts zu tun oder in einer – vorgeblich schmerzfreien – Schonhaltung zu verharren. Richtig ist, sich ausgleichende Bewegung zu verschaffen. Ideal ist Schwimmen, insbesondere Rückenschwimmen, aber auch Spazierengehen, Gymnastik, Joggen oder Rad fahren sorgen dafür, dass Verspannungen gelöst werden und die Rückenmuskulatur gekräftigt wird.

Rückenschmerzen – Heublumenbad bringt Entspannung

Übergießen Sie in einem Topf ein halbes Kilogramm Heublumen mit kochendem Wasser, lassen Sie den Sud 30 Minuten ziehen. Anschließend durchseihen. Die Brühe wird in sehr warmes Badewasser gegossen. Baden Sie darin 20 Minuten. Danach ins Bett und eine Stunde ruhen.

Rückenschmerzen – Matratze erneuern

Wenn Sie immer mit Rückenschmerzen aufwachen, dann muss eine neue Matratze her. Generell sollten Matratzen alle fünf bis sieben Jahre erneuert werden, bei Hausstauballergie noch eher.

Rückenschwimmen

Gehen Sie regelmäßig schwimmen. Rückenschwimmen ist besonders gesundheitsfördernd. Sie können damit die Rückenmuskeln und die Atemwege stärken. Wirbelkörper, Bandscheiden und Nerven in der Wirbelsäule werden durch Bewegung im Wasser vor Schäden geschützt.

Ruhe finden

Wenn Sie einen anstrengenden Tag hatten, abends nervös und unruhig sind und nicht die nötige entspannende Stimmung fürs Einschlafen finden, dann geben Sie einfach ein paar Tropfen Melissenöl oder Rosmarinöl aufs Kopfkissen. Das wird Ihnen gut tun.

Ruhelager

Sie wachen morgens zerschlagen auf, als hätten Sie die ganze Nacht kein Auge zugetan? Der Kreislauf kommt nicht in Gang? Heben Sie den Kopfteil Ihres Bettes an. Legen Sie unter das obere Ende ein dickes Holz. Der Kopf sollte nachts 20 Zentimeter höher als die Füße gebettet sein. Dann muss sich der Kreislauf anstrengen, damit er den Kopf mit Blut versorgen kann. Sie stehen morgens mit mehr Kraft auf.

Ruhephase

Wer sich ständig gehetzt fühlt, sollte versuchen, mehr Ruhe in sein Leben zu bringen. Die Eindrücke, die heutzutage auf einen durchschnittlichen Menschen einstürmen, hätten zur Zeit unserer Urgroßeltern für zehn Leben gereicht. Gewinnen Sie Zeit für sich, ohne diese Zeit mit Haushaltstätigkeiten, Hobbys, Sport oder Fernsehen zu füllen. Tun Sie einfach einmal »nichts«, verbummeln Sie genüsslich die Zeit, starren Sie Löcher in die Luft. Versuchen Sie, ein Gefühl wieder zu entdecken, dass vielen von uns seit der Kinderzeit abhanden gekommen ist: Langeweile.

Salat – Lieber im Ganzen kaufen

Vorsicht bei fertig zurecht gezupften, »frischeversiegelten« Salatmischungen im Folienbeutel: Der zerkleinerte Salat ist viel anfälliger für Mikroorganismen als der intakte Salatkopf. Bei falscher Lagerung über sechs Grad Celsius vermehren sich die Mikroorganismen mit großer Geschwindigkeit und das licht-, luft- und wärmeempfindliche Vitamin C verflüchtigt sich.

Salat – Reich an Ballaststoffen

Der grüne Salat ist reich an Ballaststoffen, fördert dadurch die Verdauung. Das Zusammenspiel von Vitaminen und Mineralstoffen kräftigt das Herz. Grüner Salat vertreibt Müdigkeit, stärkt die Nerven, verbessert gleichzeitig die Einschlafbereitschaft nach einem stressreichen Tag. Der Farbstoff Chlorophyll fördert die Sauerstoffzufuhr zum Gehirn und schärft dadurch die Konzentration.

Dazu ein leckeres Rezept (vier Personen): Saft einer halben Zitrone, drei klein gehackte Radieschen, vier Esslöffel gehacktes Dillkraut oder gehackten Schnittlauch, zwei Esslöffel gehackte Petersilie, vier Esslöffel Distelöl, zwei Esslöffel Honig, etwas Salz und Pfeffer zu einer Marinade verrühren. Zwei Salatköpfe, gewaschen und in einzelne Blätter gepflückt, untermischen, einen Becher Bio-Joghurt darüber gießen.

Salatdressing

Das Dressing für den Salat ist sehr kalorienreich. Wenn Sie auswärts essen, gibt es eine Lösung: Bestellen Sie das Dressing separat in einer Schale und tauchen Sie jedes Stück Salat nur ganz leicht darin ein.

Salatmarinade

Richten Sie Ihren Salat mit einer leichten Marinade an: mit Zitronensaft, Honig, Salz, Pfeffer, viel Schnittlauch und Petersilie.

Salmonellen – Gut gegart kann nichts passieren

Verwenden Sie nur ganz frische Eier: Die Salmonellen-Gefahr ist im Hochsommer besonders groß. Verwenden Sie niemals Eier mit einem Riss, auch wenn er noch so fein ist. Braten Sie Rührereier intensiv durch und Spiegeleier beidseitig. Kochen Sie ganze Eier, bis sie fest sind. Verzichten Sie nach Möglichkeit an heißen Tagen auf Kartoffelsalat mit eihaltigen Saucen, Tiramisu, Pudding und Cremes mit rohem Ei sowie auf nicht durchgebratenes Hackfleisch.

Salmonellen – Vorsicht an heißen Tagen

Vorsicht: Essen Sie niemals nach dem Antauen wieder eingefrorenes Eis oder, besonders an heißen Tagen, Eis, das deutlich angetaut ist. Hier wachsen Sie gerne, die gefürchteten Salmonellen.

Salz – In Maßen unverzichtbar

Früher meinten viele Ärzte, dass Menschen mit hohen Blutdruckwerten auf Salz verzichten oder zumindest nur ganz wenig davon beim Würzen einsetzen sollten. Inzwischen revidieren viele Mediziner diese Meinung.

Wer ganz auf Salz verzichtet oder zu wenig zu sich nimmt, kann Konzentrationsstörungen bekommen. An der Bonner Universitätsklinik hat man nachgewiesen: Wenn Menschen lange Zeit zu wenig Salz konsumiert haben, sinkt die Hirnleistung ab. Sie ist sofort wieder da, wenn die Salzzufuhr wieder stimmt.

Sauce

Ändern Sie Ihr Rezept für Saucen. Vergessen Sie Vollmilch und Sahne als wichtigste Basis, wie Sie es bisher gewohnt waren. Verwenden Sie zum Eindicken gekochtes und püriertes Gemüse. Schmeckt köstlich.

Sauerkraut

Essen Sie fünfmal am Tag eine gehäufte Gabel rohes, frisches Sauerkraut. Gut und lange kauen. So hat ein grippaler Infekt keine Chance.

Sauerkrautsaft

Gönnen Sie sich in hektischen Zeiten täglich ein Glas Sauerkrautsaft. Ähnlich wie Joghurt fördert Sauerkraut die Bildung von positiven Darmbakterien und stärkt damit die Immunkraft. Außerdem enthält es viel Vitamin C, Vitamine der B-Gruppe, Magnesium und Kalium. Wer viel Sauerkraut isst oder Sauerkrautsaft trinkt, fühlt sich frischer, vitaler und kommt mit Stress besser klar.

Sauerstoff tanken

Nutzen Sie die ersten Frühlingstage für Atemübungen und sportliche Betätigungen (Wandern, Joggen, Rad fahren) in der Natur. Unser Körper braucht mehr Sauerstoff, um die Winterträgheit und die Frühjahrsmüdigkeit zu überwinden

Sauna – Viel trinken

Einmal die Woche in die Sauna und richtig schwitzen: Ein Trick, um gesund durch den Winter zu kommen. **Ganz wichtig:** Nach jedem Saunabesuch ein bis zwei Liter Mineralwasser oder Kräutertee trinken.

Sauna stärkt die Abwehr

Saunabesuche machen winterfit und stärken die Abwehrkräfte gegen Erkältungen. Beim Saunieren wird die Durchblutung um das Siebenfache gesteigert. Mit dem Schwitzen werden Giftstoffe ausgeschwemmt und das vegetative Nervensystem wird beruhigt. Jeder Saunabesuch ist ein hervorragendes Gefäßtraining.

Sauna und Solarium

Manch einer versucht im Winter, die Kälte draußen vorübergehend zu vergessen und tankt Sonne im Solarium und Wärme in der Sauna. **Vorsicht:** Nicht öfter als zweimal pro Woche je 20 Minuten sonnen und immer erst nach dem Solarium in die Sauna gehen. Umgekehrt gibt es oft einen Sonnenbrand. Die nach der Sauna stark durchblutete Haut ist nämlich besonders lichtempfindlich.

Schafskäse

Schafs- und Ziegenkäse enthält reichlich Orotsäure, eine Energiesubstanz, die Zellwachstum und -regeneration fördert und uns länger jung erhält.

Schicksalsschlag

Das Risiko, krank zu werden, steigt deutlich, wenn bedeutende Einschnitte im Leben (zum Beispiel Umzug, Arbeitslosigkeit, Tod eines geliebten Menschen, Scheidung) eine schnelle Anpassung an neue Lebensbedingungen erfordern. Versuchen Sie, in Zeiten der Veränderung verständnisvoll mit sich selbst umzugehen.

Schimmel – Früchte wegschmeißen

Vorsicht: Angeschimmeltes Obst sollte immer weggeworfen werden, nicht etwa nur die faule Stelle ausgeschnitten werden. Die Pilzgifte durchziehen die ganze Frucht.

Schimmel – Mit Salmiak entfernen

Kleine, dunkle Flecken in den Fugen der Fliesen Ihres Badezimmers sind Schimmelpilze. Sie sind gefährlich. Sie produzieren Pollen, die durch die Luft schwirren und in die Atemwege gelangen. Hier können sie schwere Bronchitis auslösen. Darum: Mit Salmiak wegbürsten.

Schimmelpilze – Radikal vorgehen

Durch sehr starke Temperaturschwankungen entstehen auf vielen Lebensmitteln allzu leicht Schimmelpilze. Wird es draußen kälter, lassen wir nicht mehr so oft das Fenster offen. Die Räume werden nicht mehr so gut durchlüftet. Dafür heizen wir wieder: das ideale Klima für Pilzkulturen.

Es reicht nicht, den Schimmel oberflächlich zu entfernen oder ein Stück Käse oder Brot wegzuschneiden, das Sie für allein betroffen halten. Werfen Sie immer das ganze Produkt weg. Selbst wenn Sie den sichtbaren Schimmel – und ein bisschen mehr – entfernen, so ist bereits das gesamte Lebensmittel von feinsten Pilzfäden durchzogen. Neueste Studien in den USA haben ergeben: Fast alle der 120 Schimmelpilzarten können Leberkrebs verursachen, greifen die Nieren und die Nerven an.

Schlaf – Acht Stunden fürs Immunsystem

Auch wenn die Tage länger werden, ist es wichtig, dass wir ausreichend schlafen. Wir brauchen acht Stunden Nachtruhe, damit unser Immunsystem stark bleibt. Wer früh aufstehen muss, sollte rechtzeitig zu Bett gehen.

Schlaf – Das fördert den Schlaf

Gut schlafen kann man nach dem Verzehr von Naturprodukten, die reich an Vitamin B1 – dem Nervenvitamin – und an Vitamin B3, Niazin, Biotin und Vitamin C sind. Man findet diese Vitamine in Vollkornprodukten, in Bierhefeflocken, aber auch in der Hirse. Ideal zum Einschlafen: Hirsebrei, Hirseflocken oder Hefeflocken in einer Suppe.

Schlaf – Fenster zu bei Frost

Bei Minusgraden nicht bei offenem Fenster schlafen: Das ist zu viel Stress für das Immunsystem. Lieber vor dem Zubettgehen gut lüften. Die ideale Schlaftemperatur ist 15 bis 18 Grad Celsius.

Schlaf – Schlaffheit als Alarmsignal

Sind Sie in letzter Zeit immer schlaff? Haben Sie das Gefühl, Sie könnten tagsüber bei jeder Gelegenheit einschlafen? Dann herrscht höchste Alarmstufe! Ihr Körper braucht nachts einfach mehr Schlaf. Sie müssen in den nächsten fünf Wochen darauf achten, dass Sie acht bis neun Stunden Nachtruhe haben. Sonst legen Sie den Grundstock für eine Reihe von Krankheiten.

Schlaf – Wichtig für die Regeneration

Im Schlaf regeneriert sich der Körper. Wenn er nur unzureichend die Möglichkeit dazu erhält, leidet das Immunsystem.

Schlafcocktail

Ein gesunder Schlafcocktail: Ein Achtelliter Orangensaft, ein Achtelliter Karottensaft, ein Esslöffel Birnendicksaft.

Schlafmangel

Trotz wenig Schlaf fit ins Wochenende: Das schafft ein Viertelliter Joghurt mit Nüssen und Früchten.

Schlafmittel

Ein Apfel vor dem Zubettgehen kann einen tiefen, festen Schlaf vermitteln. Die Wirkstoffe des Apfels sorgen für eine gleichmäßige Verteilung des Blutzuckers während der Nacht.

Schlafprobleme

Schlafprobleme tauchen häufig auf, wenn man zu spät, zu üppig, zu fett und zu viel isst. Schwer Verdauliches, wie etwa Sardinen in Öl aus der Dose, Gurken, rohe Salate, sollten abends nicht in den Speiseplan eingebaut werden. Das alles stört den Schlaf; besonders dann, wenn man alles zu schnell isst und zu wenig kaut.

Schlafstellung – Entlastung für die Wirbelsäule

Am gesündesten für die Wirbelsäule und die Bandscheiben ist die Seitenlage nach rechts. Wer nur auf dem Rücken schlafen kann, sollte ein Kissen unter die Knie legen. Leicht angewinkelte Knie entlasten den Rücken optimal.

Schlankheitspillen

Viele Menschen greifen im Kampf gegen Übergewicht zu Schlankheitspillen oder Appetitzüglern. Schlankheitspillen bringen oft kurzfristig verblüffende Erfolge, denn sie wirken abführend und entschlackend. **Der Nachteil**: Das Körperfett wird nicht verringert. Also tritt nach einiger Zeit der so genannte Jojo-Effekt ein. Besser: viel Bewegung (eine Stunde Gartenarbeit zum Beispiel verbraucht bis zu 540 Kalorien). Appetitzügler wirken auf das zentrale Nervensystem und beeinflussen das Hunger- und Sättigungszentrum im Gehirn. Langfristig können sie jedoch schwere Gesundheitsstörungen hervorrufen. Ein natürlicher Appetitzügler: ein Glas Gemüsesaft oder ein leichter Salat als Vorspeise.

Schlankmacher – Gurken sind kalorienarm

Gurken helfen uns schlank zu bleiben und schlank zu werden. 100 Gramm haben bloß 14 Kalorien. Außerdem macht die Gurke schnell satt. Essen Sie eine Woche jeden Tag eine Portion Gurkensalat, dazwischen Gurkenscheiben mit Magerquark und Vollkornbrot. Sie werden den Erfolg schon bald auf der Waage feststellen.

Schlankmacher – Kohlsuppe liefert Ballaststoffe

Das ist die Kohlsuppe: Einen großen Weißkohl, 150 Gramm Zwiebeln, fünf Möhren, 200 Gramm Lauch, ein Bund Staudensellerie klein schneiden und mit zwei Gemüsebrühwürfeln in eineinhalb Liter Wasser gar kochen. Mit Sojasoße würzen. Essen Sie davon morgens, mittags und abends, so viel Sie wollen. In vier Tagen sind Sie fünf Pfund los.

Schleimhautreizung

Ein Leiden, das bei vielen Menschen auftritt: Entzündungen an der Mundschleimhaut. Essen und Trinken verursachen Schmerzen. Die besten Rezepte: Gurgeln Sie jede Stunde mit lauwarmem Salbeitee. Kauen Sie getrocknete Heidelbeeren. Tragen Sie Kamillen-Gel auf die schmerzenden Stellen im Mund auf.

Schlemmen ohne Reue

Servieren Sie zu reichhaltigen Mahlzeiten Rettich. Er bindet Fett aus dem Essen und führt es ab. Fisch ist ohne Panade bekömmlicher. Lassen Sie ihn im Kräutersud gar ziehen. Gans oder Ente werden gesünder, wenn Sie die Haut an mehreren Stellen anstechen, damit das Fett ablaufen kann.

Schluckauf – Apfelessig beruhigt

Geben Sie zehn Tropfen Apfelessig auf ein Stück Würfelzucker und lassen es langsam im Mund zergehen.

Schluckauf – Entspannung durch die Hände

Eine unangenehme Situation. Sie sind mit anderen Menschen beisammen und bekommen plötzlich heftigen Schluckauf. Sie haben kein Hausmittel bei sich. Sie brauchen nur Ihre Hände: Beißen Sie in den Nagel Ihres kleinen Fingers oder halten Sie sich mit den Zeigefingern in kurzen Abständen die Ohren zu.

Schmerzmittel – Erdbeere gegen Kopfschmerzen

Die Erdbeere ist ein Anti-Schmerzmittel. Vor allem gegen Kopfschmerzen und Migräne. Sie enthält eine natürliche Substanz mit dem Namen Methylsalicylsäure, die Ähnlichkeit mit den Wirkstoffen des Aspirins hat. Zehn frische Erdbeeren können Kopfschmerzen vertreiben.

Schmerzmittel – Nicht zusammen mit Alkohol
Wer regelmäßig Schmerztabletten nimmt, darf keinen Alkohol trinken. Die Kombination ist gefährlich. Es kann zu Blutungen im Magen-Darm-Trakt kommen. Es können auch Lebererkrankungen ausgelöst werden. Außerdem: Die Einnahme von Schmerztabletten muss immer mit dem Arzt besprochen werden.

Schnäuzen
Wenn Sie derzeit mit einem kräftigen Schnupfen umherlaufen, dann achten Sie darauf, dass Sie sich richtig schnäuzen. Sie sollten niemals beide Nasenlöcher gleichzeitig ausschnäuzen, sondern immer eines zuhalten und das andere schnäuzen. Im anderen Fall kann durch den Druck Nasensekret in die Stirn- und Nebenhöhlen gelangen und dort schmerzhafte Entzündungen auslösen.

Schneetreten
Statt Wassertreten: Laufen Sie eine Minute mit nackten Füßen durch sauberen Schnee. Anschließend die Füße gut abfrottieren und warm einpacken.

Schnupfen – Essigdampf befreit die Nase
Gießen Sie in einen Topf einen Viertelliter Apfelessig und einen Achtelliter Wasser. Erhitzen Sie die Mischung und atmen Sie 15 Minuten lang die aufsteigenden Essigdämpfe ein.

Schnupfen – Eukalyptusöl hilft
Gegen einen leichten Schnupfen muss man oft gar nicht viel tun. Mitunter kann man sich ganz einfach – gesund riechen:

Dafür haben sich in der Aromatherapie die Düfte von Eukalyptusöl und Teebaumöl bestens bewährt. Die ätherischen Öle beruhigen und desinfizieren die Nasenschleimhäute. Geben Sie 20 Tropfen in ein Stofftaschentuch und schnuppern Sie immer wieder daran.

Schnupfen – Holunderdrink liefert Vitamin C
Mischen Sie einen Achtelliter Holundersaft mit einem Achtelliter heißem Wasser. Rühren Sie einen Teelöffel Honig ein und geben Sie zwei Gewürznelken dazu. Erhitzen Sie das Ganze noch einmal kurz. Dann in kleinen Schlucken trinken.

Schnupfen – Zink beugt vor
Schnupfen trotz aller Vorsicht? Studien an der amerikanischen Mayo-Klinik haben ergeben: Wer sich aus der täglichen Nahrung mit dem Spurenelement Zink versorgt, kann sich vor dem Schnupfen schützen. Zink liefern Haferflocken, Datteln, Käse, Hähnchenfleisch oder nehmen Sie einige Zeit Zinktabletten.

Schnupfen – Zwiebelsaft als wirksames Hausmittel
Besorgen Sie sich aus der Apotheke Allium cepa D 2, die homöopathische Tinktur aus dem Zwiebelsaft. Geben Sie einige Tage drei- bis fünfmal täglich – je nach Stärke des Schnupfens – 15 Tropfen auf ein kleines Stück Vollkornbrot, das Sie lange und intensiv kauen.

Schnupfen fördert Abwehrkraft
Freuen Sie sich über einen Schnupfen, wenn er nicht zu häufig auftritt. Damit bauen Ihre Abwehrkräfte sich auf.

Schokolade – Gut fürs Blut
Schokolade hat auch ihr Gutes. An der Universität Kalifornien hat Prof. Dr. Carl Keen nachgewiesen: Schokolade enthält

sekundäre Pflanzenstoffe aus der Kakaobohne. Diese so genannten Flavonoide schützen das Herz, halten das Blut flüssig und senken das Herzinfarktrisiko. Außerdem macht Schokolade gute Laune. Man sollte allerdings täglich nur wenige Stückchen von der Süßigkeit essen. Sonst wird man zu dick.

Schokolade macht froh

Allein schon das intensive Riechen an Schokolade kann Stress abbauen und beruhigen. Die Wechselwirkung von Schokolade und positiver Stimmung ist wissenschaftlich belegt: In Schokolade ist ein Amin mit Namen Phenyläthylamin enthalten. Es wird auch im Körper selbst erzeugt, jedoch in sehr geringen Mengen. Es beeinflusst das limbische System des Gehirns und hilft, positive Nervenimpulse weiterzuleiten.

Schönheit im Winter

Im Winter werden auch unsere Gesichtsfalten tiefer. Meist ist das die Folge von zu trockener Luft in beheizten Räumen. Sie können Ihren Teint mit einer Zitronenmaske straffen und reinigen. Verrühren Sie Weizenmehl mit etwas Milch zu einer Paste und mischen Sie mit einer Gabel das zerdrückte kernlose Fruchtfleisch einer halben Zitrone dazu. Tragen Sie die Maske aufs Gesicht auf. 20 Minuten einwirken lassen, anschließend mit Kamillentee abwaschen.

Schönheitskur mit Avocado

Wenn Ihre Haare in der kalten Jahreszeit an Glanz verlieren und die Fingernägel spröde werden, dann sollten Sie einige Zeit jeden Tag eine Avocado essen.

Am besten zerdrücken Sie das Fruchtfleisch, würzen es mit Pfeffer und Salz und streichen es auf ein Stück Vollkornbrot. Die Vitamine und Mineralstoffe machen die Avocado zum Schönheitsmittel.

Schuhe am Nachmittag kaufen

Die richtig passenden Schuhe sind wichtig für die Gesundheit unserer Füße. Kaufen Sie Schuhe immer am Nachmittag. Da sind die Füße nämlich – wichtig für die Anprobe – größer. Wenn Sie Schuhe vormittags kaufen, kann es sein, dass sie nachmittags drücken und schmerzen. Probieren Sie auch immer beide Schuhe. Sehr oft sind der rechte und linke Fuß nicht gleich groß.

Schultasche

Haben Sie ein Kind, das zur Schule geht? Dann achten Sie darauf, dass es keine allzu schwere Schultasche trägt. Eine Untersuchung der AOK hat ergeben: Schulranzen von Grundschülern wiegen häufig bis zu sieben Kilogramm, dürften aber eigentlich nur zehn Prozent des Körpergewichts wiegen. Zu schwere Taschen verursachen nicht nur Haltungsschäden fürs Leben. Es kommt im Straßenverkehr obendrein zu einer gestörten Konzentration.

Es ist nützlich, die Schultasche jeden Abend komplett auszuräumen. So kann man verhindern, dass sich Überflüssiges ansammelt, was mitgeschleppt wird. Müssen wirklich alle Bücher immer hin und her getragen werden oder kann der schwere Atlas auch in der Schule bleiben? Sprechen Sie mit den Lehrern, um es Ihrem Kind – im wahrsten Sinn des Wortes – etwas leichter zu machen.

Schuppen

Gehören Sie auch zu jenen bedauernswerten Menschen, die immer wieder unter trockener, schuppiger Kopfhaut leiden? Dann sollten Sie folgendes Naturrezept anwenden:

Verrühren Sie 25 Gramm Klettenwurzelöl mit einem Eigelb und einem Teelöffel Zitronensaft. Massieren Sie diese Masse in die Kopfhaut ein. Über Nacht einwirken lassen und dann mit lauwarmem Wasser waschen.

Schwangerschaft

Schwangere Frauen, die Leichtes, aber Wertvolles essen wollen, müssen bei Fisch vorsichtig sein. Nicht jeder Fisch ist für die werdende Mutter gesund. Ältere und große Tiere sind sehr oft mit größeren Mengen Quecksilber belastet. Das Gift könnte dem ungeborenen Kind schaden. Also Hände weg von: Hecht, Stör, Aal, Heilbutt, Barsch und Thunfisch. Kein Problem: Forelle, Lachs und Hering.

Schwarzwurzeln

Essen Sie oft Schwarzwurzeln. Dieses Wintergemüse stärkt die Konzentration enorm. Die Schwarzwurzel ist kalorienarm, liefert viele Ballaststoffe, enthält viele Mineralstoffe und Spurenelemente sowie das nervenstärkende Vitamin B1. **Aber Vorsicht beim Putzen**: Ziehen Sie Handschuhe an!

Schweißfüße

Gegen Schweißfüße hilft täglich ein warmes Fußbad, danach frische Strümpfe anziehen. Gehen Sie möglichst oft barfuß: Ein Morgenspaziergang über taufrischen Sommerrasen wirkt nicht nur auf die Füße, sondern auch auf Körper und Geist belebend.

Schwermetalle

Auf diese Nahrungsmittel sollten Sie wegen der Belastung mit Schwermetallen verzichten: Nieren (besonders Kadmium), Rinder- und Schweineleber (besonders Kadmium), Leber von Wildtieren wie Hasen, Kaninchen, Rehen (Kadmium und Quecksilber), wild gewachsene Pilze, besonders Wiesenchampignons (Kadmium und Quecksilber).

Schwermut

Große Hitze kann schwermütig machen: Dagegen helfen Borretschblätter im Salat. **Vorsicht ist allerdings im Sommer bei** regelmäßiger Einnahme von Johanniskrautdragees gegen ein seelisches Tief geboten: Sehr hellhäutige Menschen können vorübergehend lichtüberempfindlich werden.

Schwimmen – Idealer Ausgleichssport

Der regelmäßige Besuch im Hallenbad kann bei dem Versuch, den Körper in Form zu bringen, eine große Hilfe sein. Beim Schwimmen werden alle Muskeln angestrengt und es kommt nicht so leicht zu Dehnungen, Zerrungen und ähnlichen Sportverletzungen. Doch auch für gymnastische Übungen ist das Schwimmbecken gut geeignet: Durch den Auftrieb wird der eigene Körper zum Leichtgewicht. Das entlastet die Gelenke, insbesondere die Wirbelsäule. Die Atemmuskulatur wird gestärkt, das Lungenfassungsvermögen für Sauerstoff vergrößert. Zusätzlich bringt das Schwimmen auch einen Vorteil für die Seele: Es entspannt, schafft innere Freude und ist ein ideales Mittel, rasch Stress abzubauen.

Schwimmen – Nicht direkt nach dem Essen

Gehen Sie niemals unmittelbar nach einer Mahlzeit zum Schwimmen. Warten Sie 30 bis 50 Minuten. Das Gehirn ist mangelhaft mit Blut versorgt, weil dieses für die Verdauung im Magen benötigt wird. Es kommt daher beim Schwimmen oft zu Schwindelanfällen, Muskelkrämpfen und zu Herzbeschwerden (unregelmäßiger Herzschlag). Das kann draußen im Meer verhängnisvoll werden.

Schwitzkur gegen Erkältung

Spüren Sie Erkältungsviren in sich und wollen mit einer Schwitzkur schnell wieder gesund werden? Dann nehmen Sie abends ein heißes Fußbad, essen einen Teller Suppe mit Knoblauch und scharfen Paprikaschoten und legen sich anschließend ins Bett.

Seilspringen

Entdecken Sie ein beliebtes Bewegungsspiel aus Kindertagen wieder für sich: Springen mit der Springschnur bzw. dem »Seilchen« stärkt Herz und Kreislauf sowie die Muskeln der Beine.

Sekt

Ein Glas Sekt (0,1 Liter) ist kein Problem für den Körper. Es regt an, fördert die Durchblutung und stärkt den Kreislauf.

Selbstheilungskräfte

Viele Menschen unterschätzen ihre Selbstheilungskräfte: Ein Durchschnittsmensch durchläuft in seinem Leben etwa 600 verschiedene Gesundheitsstörungen. Nur 140 davon führen ihn zum Arzt und nur 20 zu einem Spezialisten oder ins Krankenhaus. Mit den restlichen Beschwerden wird der Körper ohne fremde Hilfe fertig.

Sex

Wollen Sie Ihr Leben verlängern, gute Stimmung haben, vitaler sein und zehn Jahre jünger aussehen? Dann sollten Sie mit Ihrem Partner mehr Sex haben. Das sagen Wissenschaftler der Wilkes Universität in Pennsylvania, USA. Außerdem beugt Sex Prostata-Problemen vor und Frauen haben weniger Schmerzen vor ihren monatlichen Tagen.

Sexualhormon

Schon bei den Azteken galt Vanille als anregend für die Liebe. Die ätherischen Öle der Vanilleschote wirken stimulierend auf die Sexualhormone von Mann und Frau.

Shiitake-Pilz

Wenn Ihnen der Händler auf dem Markt frische Shiitake-Pilze anbietet, dann greifen Sie zu. In Hannover haben Ernährungswissenschaftler kürzlich festgestellt: Die Wirkstoffe im frischen Shiitake-Pilz stärken die Immunkraft und beeinflussen positiv den Kreislauf. Herzinfarkt- und Thromboserisiken können vermindert werden, weil das Blut flüssiger wird.

Siesta

Wenn Sie in einem südlichen, heißen Land Ferien machen, dann sollten Sie sich ein Beispiel an den Gewohnheiten der Einheimischen nehmen. Ziehen Sie sich in der Mittagszeit in einen kühlen Raum oder in den Schatten zurück und ruhen Sie sich aus. Wer mittags aktiv bleibt, bekommt allzu leicht Kreislaufprobleme oder Kopfschmerzen. Ein Erholungseffekt kann sich so nicht einstellen.

Sitzen – Gymnastik zum Ausgleich

Wer den ganzen Tag in sitzender Stellung zubringt, muss in der Freizeit zum Ausgleich die Fußmuskeln, Sehnen und Bänder stärken, sonst verkümmern sie. Gehen Sie auf einem Teppich jeweils eine Minute barfuß auf den Zehenspitzen, dann auf den Außenseiten der Fußkanten und zum Schluss auf den Fersen. Sie sollten die Übung mehrmals am Tag wiederholen.

Ski wachsen

Fahren Sie mit eigener Skiausrüstung in die Winterferien? Wachsen Sie die Ski heiß? Oder schmelzen Sie das Skiwachs mit einem Bügeleisen? Das sollten sie niemals in einem kleinen Raum tun und auch ein größerer Raum muss gut belüftet sein. Die Dämpfe, die beim Heißwachsen entstehen, führen bei längerem Einatmen zu Atemnot, mitunter sogar zu einem Lungenversagen.

Skigymnastik

Wollen Sie gesund und fit durch die Skisaison kommen? Dann sollten Sie vor Saisonbeginn zu Hause Skigymnastik treiben, damit die Arm- und Beinmuskulatur trainiert wird. Im Urlaub dann müssen Sie nach jeder Fahrt mit dem Skilift Muskeln und Gelenke aufwärmen und auf der Piste schützen Sie Hand- und Kniegelenke mit modernen Bandagen vor Zerrungen und Fehlbelastungen. Vergessen Sie die Skibrille nicht!

Sodbrennen – Freiheit für den Bauch
Kauen Sie zwei rohe Kartoffelscheiben ohne Schale und drei Haselnüsse. Vermeiden Sie alles, was den Bauchinnendruck verstärkt: Beugen Sie sich nicht nach vorne, tragen Sie keine beengende Kleidung, keinen Gürtel. Schlafen Sie mit leicht erhöhtem Oberkörper.

Sodbrennen – Kohlsaft gegen Säure
Wer beispielsweise in der Karnevalszeit mehr Alkohol und üppige Speisen zu sich nimmt, der leidet dann oft an Sodbrennen. Das ist die Folge einer Magenübersäuerung. Ein wirkungsvolles Rezept dagegen: Trinken Sie ein Glas Kohlsaft. Die darin enthaltenen Glutamine entsäuern den Magen. Es hilft auch, wenn man Lakritze kaut.

Sodbrennen – Selleriesaft und Ingwerpulver entlasten
Bei Sodbrennen nach übermäßigem Essen: Trinken Sie täglich einen Viertelliter Selleriesaft. Essen Sie tagsüber lieber kleinere Portionen, dafür aber öfter. Meiden Sie Alkohol. Essen Sie vor jeder Mahlzeit eine Messerspitze Ingwerpulver.

Soja
Essen Sie regelmäßig Sojaprodukte: Sie liefern wertvolles pflanzliches Eiweiß und können das Risiko für Brust- und Prostata-Krebs senken. Soja gibt es als ganze Bohnen zu kaufen, aber auch als Schrot zum Beispiel fürs Müsli. In Reformhäusern und inzwischen auch in vielen Supermärkten gibt es eine

Reihe verarbeiteter Sojaprodukte: Sojawürstchen, Bratlinge, Tofu, Sojamilch, Drinks, Gebäck und Süßspeisen auf Sojabasis.

Sommererkältung – Die Immunkraft nicht schwächen
Meiden Sie Nahrungsmittel, welche die Immunkraft schwächen: Pökelfleisch und Geräuchertes, Alkohol, Nikotin, Salmonellen in der Nahrung, Lärm. Eine positive Lebenseinstellung dagegen, Lachen und ungestörter Schlaf steigern im Körper die Zahl der Abwehrkräfte.

Sommererkältung – Vorbeugen mit gesunden Getränken
Vorbeugende Rezepte gegen eine Sommererkältung: Täglich einen Viertelliter Möhrensaft trinken.
Zweimal täglich acht Wochen lang jeweils einen Viertelliter Brottrunk in kleinen Schlucken vor den Mahlzeiten trinken.
Machen Sie eine sechswöchige Kur mit der homöopathischen Tinktur aus dem Roten Sonnenhut (Echinacea): Dreimal täglich 15 Tropfen in etwas Wasser verrührt trinken.

Sommererkältung – Zwiebel schützt
Wenn die Abende in klaren Nächten kühler werden, erkältet man sich leicht. Aber dagegen ist glücklicherweise die Zwiebel gewachsen. Wer viel rohe Zwiebel isst, schützt sich vor Sommererkältungen. *Hier ein Zwiebelrezept gegen Husten: Eine Zwiebel schälen, klein hacken, mit fünf Esslöffeln Honig verrühren. Mit einem Achtelliter Wasser aufgießen, einige Minuten kochen und drei Stunden stehen lassen. Dann auspressen. Von diesem Sirup nimmt man fünfmal täglich einen Teelöffel ein.*

Sommermahlzeit
Eine Salatgurke in dünne Räder schneiden. Einen Becher Crème fraîche mit einem Esslöffel gehacktem Dillkraut mischen, mit Kräutersalz würzen und über die Gurkenstücke gießen.

Sommermüsli
Die meisten gießen ein Müsli mit warmer Milch auf. Man kann auch kalte Milch, Joghurt, Kefir-Milch, Molke oder Fruchtsäfte nehmen. Das ist Geschmackssache. Besonders an heißen Sommertagen tut eine kühle Abwechslung gut.

Sommernacht
Vor allem in den Städten bleiben die Menschen an lauen Sommerabenden zu lange auf. Man sitzt draußen im Freien, isst, trinkt, plaudert und bummelt dann noch durch die Straßen. Der US-Schlafforscher Dr. Stanley Coren betont: Auch im Sommer sollte ein Erwachsener acht Stunden schlafen. **Achtung!** Zu wenig Schlaf führt auf Dauer zu Neurosen, frühem Altern, schlechter Laune und vermindert zum Teil erheblich die Gehirnleistung.

Sommerschnupfen
Ein leckerer Drink, der vor Sommerschnupfen schützt: Ein Glas Traubensaft vermischt mit drei Tropfen Nelkenöl und etwas Honig. Am besten täglich trinken.

Sommersprossen
Ein Hausmittel, das Sommersprossen wegzaubert: 100 Gramm Meerrettich mit einem halben Liter Milch aufkochen, durchseihen. Dann die Milch in die Haut einreiben.

Sonne
Wer Medikamente nehmen muss, sollte nicht in die Sonne gehen. Viele Arzneien (zum Beispiel Penicillin) können lichtempfindlich machen. **Die Folge:** Sonnenbrand oder Allergie.

Sonnenallergie
Einer Sonnenallergie können Sie mit einem einfachen Mittel vorbeugen: Tanken Sie Kalzium mit dem Genuss von viel Milch-

produkten. Wer Milch und Käse nicht in größeren Mengen mag, kann sich auch Kalzium-Präparate besorgen.

Sonnenbad

Niemals auf einer Luftmatratze im Wasser in der Sonne einschlafen: **Hitzschlag droht.**
Erste Hilfe bei einer Überhitzung: Im Schatten hinlegen, Kopf etwas hochlagern, Stirn und Nacken mit feucht-kalten Lappen kühlen, viel trinken.

Sonnenbad – Alkohol und Rauchen vermeiden

Trinken Sie im prallen Sonnenschein am Strand keinen Alkohol. Rauchen Sie nicht beim Sonnenbaden. In beiden Fällen können Sie einen Kreislaufkollaps erleiden.

Sonnenbad – Langsam beginnen

Setzen Sie sich in den ersten Ferientagen am Strand nicht zu lange der prallen Sonne aus. Verwenden Sie Sonnenschutzmittel mit dem hohem Schutzfaktor (15 oder mehr). Bleiben Sie vorerst zehn Minuten in der Sonne und steigern Sie dann.

Sonnenbad – UV-Schutz ist Hautschutz

Wer seine Haut nach einem langen Winter das erste Mal der Sonne aussetzt, sollte Sonnenschutzmittel mit hohem Lichtschutzfaktor (mindestens Faktor 15) verwenden. Jeder einzelne Sonnenbrand erhöht das Hautkrebsrisiko.
Es empfiehlt sich, besonders empfindliche Regionen (Nase, Lippen, Schulter, Brustwarzen) mit Sunblockern zu schützen. An sehr heißen Tagen sollte man zwischen 11 Uhr und 15 Uhr nicht ins Freie – wenn doch, dann nur mit Kopfbedeckung (Hut, Kappe oder Tuch).
Baumwolle ist Kunstfasern vorzuziehen: Sie lässt nur zirka sechs Prozent des UV-Lichtes durch.

Sonnenbrand – Frühlingssonne nicht unterschätzen
Vorsicht: Frühlingssonne. Bereiten Sie die Haut auf die ersten starken Sonnenstrahlen vor. Verwenden Sie Pflegemittel mit Vitamin E. Wenn es doch zu einem ersten Sonnenbrand kommen sollte: Reiben Sie die Hautstelle mit Joghurt oder mit Tee ein.

Sonnenbrand – Joghurt kühlt
Reiben Sie vom Sonnenbrand betroffene Hautstellen mit Joghurt ein. Wer gerne zum Sonnenbaden geht, sollte sich von innen schützen und Selen, Vitamin E, Vitamin C und Beta-Karotin mit der Nahrung zu sich nehmen oder entsprechende Vitaminpräparate besorgen.

Sonnenbrand – Mangos beruhigen gereizte Haut
Es passiert immer wieder, dass man zu lange in der Sonne war, und zwar noch keinen Sonnenbrand, aber stark gerötete Haut bekommen hat. In diesem Fall sollte man ein bis zwei Mangos essen. Sofort wird sich die Haut beruhigen. Die Rötung verschwindet.

Sonnenbrand – Schwarzer Tee oder Aloe Vera-Saft lindert
Wenn Sie am Strand in der heißen Sonne eingeschlafen sind und sich dabei einen schmerzhaften Sonnenbrand geholt haben, dann sollten Sie sofort etwas dagegen tun: Tauchen Sie ein Leinentuch in lauwarmen Schwarztee und legen Sie das Tuch auf die schmerzenden Stellen oder tragen Sie Aloe Vera-Saft auf die Haut auf. Das wird Ihnen gut tun.

Sonnenbrand beeinträchtigt die Abwehr
Wer seine Haut zu lange ungeschützt der Sommersonne aussetzt, muss damit rechnen, leichter einen Infekt zu bekommen. Ein Sonnenbrand legt sehr schnell die körpereigenen Abwehrkräfte lahm. Auch in klimatisierten Räumen braucht die Haut

besondere Aufmerksamkeit: Wer sich hier nicht warm genug anzieht, handelt sich schnell eine Erkältung ein.

Sonnenbräune

Wir kennen alle die Gefahren mehrerer Sonnenbrände, die das Risiko für Hautkrebs nachhaltig erhöhen. Dennoch: Wer mit Maß und Ziel seine Haut im Sommer bräunen lässt, der leistet damit einen wertvollen Beitrag für die gesunde Ernährung im Besonderen und für die Gesundheit im Allgemeinen.
Ob man nun das Vitamin D selbst im Körper bildet oder ob man es über die Nahrung aufnimmt:
Gebräunte, gesunde Haut kann bis zu zwei Drittel mehr vom Vitamin D speichern. Wer sich im Sommer sanft und schonend einen bronzefarbenen Teint zugelegt hat, der kann reiche Vitamin-D-Vorräte anlegen. Das bedeutet auch: Er hat gesunde Zähne, schläft gut, ist bestens gelaunt, hat starke Nerven und ist mächtig aktiv.

Sonnenbrille

Wer an strahlenden Sommertagen seine Sonnenbrille länger als 30 Minuten trägt, muss auf Qualität achten, damit die Gesundheit der Augen nicht gefährdet ist. Je lichtempfindlicher die Augen sind, desto mehr sollten die Brillen getönt sein. Ein Faktor bis zu 70 Prozent ist empfehlenswert.
Wichtig: Braune und graue Gläser sind am besten geeignet. Sie verfälschen das Farbempfinden im Straßenverkehr am wenigsten.

Sonnenenergie tanken

Sobald die ersten Sonnenstrahlen locken, nutzen Sie dieses natürliche Potenzial, das Sie fit macht und für positive Stimmung sorgt. Lassen Sie sich in aller Ruhe zehn Minuten im Freien von der Sonne verwöhnen.

Sonnenschutz – Für Vitamin-E-Nachschub sorgen

Wenn wir den starken Sonnenstrahlen ausgesetzt sind, schickt der Organismus all seine Vitamin-E-Vorräte in die Haut, damit sie dort den Teint vor frühzeitigem Altern, vor Faltenbildung und vor der Zellzerstörung schützen. Wenn die Sonne fünf Stunden auf unsere Haut scheint, wird der Vitamin-E-Vorrat um 50 Prozent reduziert. Die Haut braucht daher ständig Nachschub, um geschützt zu sein.

Sonnenschutzcreme

Sonnenschutzmittel sollten immer eine halbe Stunde vor dem Sonnenbad im Schatten eingerieben werden. Auch wenn auf der Packung »Wasserfest« angegeben ist: nach jedem Aufenthalt im Wasser nachcremen. Für Kleinkinder gilt: bitte keine direkte Sonne. Der beste Sonnenschutz am Strand sind Sonnenschirm, Hut und T-Shirt.

Sonnenschutzmittel richtig anwenden

Wissen Sie eigentlich, wie man richtig mit Sonnenschutzmittel umgeht? Die Creme oder das Öl müssen 30 Minuten vor dem Sonnenbad im Schatten auf die Haut aufgetragen werden. Es ist gut, die Prozedur alle zwei bis drei Stunden zu wiederholen.

Wasserfester Sonnenschutz hält bis zu 80 Minuten. Für Stirn, Nase, Schultern und Brustwarzen sollten Sie spezielle Sunblocker verwenden.

Sonnenstress – Mango für lange Bräune

Starke Sonnenbestrahlung ist Stress für den gesamten Körper. Die Mango macht stark gegen Stress, weil sie reich an den Vitaminen B3, B5 und B6 ist. Wer Mangos isst, wird mit einem kürzeren Sonnenbad schneller braun und die Bräunung hält länger an.

Spargel – Kalorienarm und köstlich

Nutzen Sie die Spargelzeit. Spargel stärkt die Immunkraft, entwässert, stärkt die Nerven, bringt den gesamten Stoffwechsel in Schwung und erhält jung. Spargel ist bei einem geringen Kaloriengehalt relativ eiweißreich und enthält verhältnismäßig viel Vitamin C sowie Kalium.

Er ist ein ideales Diätgemüse, weil man mit wenig Kalorien schnell satt wird und lange keinen Hunger bekommt. Wer mithilfe von Spargel abnehmen möchte, sollte zwei Wochen lang bei jeder Hauptmahlzeit auf Fleisch verzichten und stattdessen 200 Gramm Spargel anrichten.

Spargel für die Jugendlichkeit

Jedes Jahr von April bis Juni wird er wieder geerntet: der weiße und grüne Spargel. Wer die Spargelzeit nicht nutzt, der verpasst eine Chance für die Gesundheit. Denn Ende Juni (Stichtag: 24.6., Johannistag) ist es mit frischem Spargel vorbei, dann müssen die Pflanzen Ruhe haben, damit sie im kommenden Jahr kräftig genug austreiben.

Wer lange jung bleiben möchte, sollte oft Spargel essen: Dieses beliebte Gemüse liefert uns Magnesium, Kupfer, Folsäure und Vitamin E. Damit werden Herz und Kreislauf gestärkt, das frühzeitige Altern von Haut und das Nachlassen der Sehkraft gebremst. Spargel ist reich an Kalium. Dadurch werden Nieren und Harnwege durchgespült und die Verdauung verbessert.

Spargel gegen Stress

Man kann mit Spargel auch die Konzentration und die gesamte Denkarbeit verbessern und man kann die Nerven stärken. Damit wird Spargel auch zu einer natürlichen Waffe gegen Stressbelastung. Nicht zu vergessen: Spargel aktiviert in unserem Gehirn Glückshormone.

Spargelzeit – Saucenfalle vermeiden

Auch wenn der weltweite Handel uns Früchte und Gemüse zu jeder Jahreszeit präsentiert, am besten schmeckt, was bei uns wächst, zu der Zeit, da es bei uns wächst. Das gilt auch für die Spargelzeit. Spargel an sich hat wenig Kalorien, ist also ideal zum Schlankwerden und zum Schlankbleiben. **Aber Vorsicht**: Die Sauce hollandaise, die viele dazu wählen, hat es gewaltig in sich! 100 Gramm Spargel: 26 Kalorien. 100 Gramm Sauce hollandaise: 370 Kalorien! Machen Sie es wie die Italiener: Genießen Sie Spargel nur mit etwas Olivenöl, Kräutern und frisch geriebenem Parmesan.

Speichel

Es ist besser, Obst als Ganzes zu verzehren, als nur Obstsäfte zu trinken, selbst wenn sie frisch gepresst sind. Das Kauen produziert Speichel, der bei der Verdauung hilfreich ist. Ein zu reichlicher Genuss von Obstsäften kann zu Verstopfung führen.

Spinat

Spinat ist ein Anti-Stress-Gemüse. Er enthält reichlich vom Anti-Stress-Mineral Magnesium und vom Nerven-Vitamin B1. Er liefert aber auch interessante Mengen an Folsäure und schützt damit Herz und Kreislauf, bremst die Adernverkalkung, ist somit ein Jungbrunnen.

Sport – Achtung: Freie Radikale!

Da beim Sport auch freie Radikale im Organismus entstehen, sollte man Magnesium, Selen und L-Carnitin aufnehmen.

Sport – Durst löschen ohne Alkohol

Alkoholgenuss nach sportlicher Anstrengung ist ungesund: Alkohol wirkt entwässernd und verstärkt damit den Mineralstoffverlust durch Schwitzen beim Sport. Durst sollte also lieber mit Mineralwasser oder verdünnten Fruchtsäften gelöscht werden.

Sport – Mineralstoffverlust ausgleichen

Wer in freier Natur Sport treibt – Joggen, Rad fahren, flottes Gehen –, verliert pro Stunde über den Schweiß bis zu einem Liter Flüssigkeit. Damit gehen auch Magnesium und Zink verloren.
Die Folge: Muskelkrampf, Schwindel, Kreislaufschwäche. Trinken Sie unbedingt jede Stunde einen Liter Mineralwasser mit reichlich Magnesium und Zink oder nehmen Sie ein Multi-Mineralstoff-Vitamin-Präparat.

Sport – Spaß muss sein

Rad fahren ist nur gesund, wenn man so fährt, dass man sich dabei mit dem Partner unterhalten kann. **Wichtig beim Radfahren wie bei allen Sportarten:**
Sportliche Betätigung ist dann am gesündesten, wenn sie Spaß macht. Zwingen Sie Ihren Körper zu nichts. Schmerzen sind ein Signal des Körpers, dass Sie zu weit gegangen sind.

Sport fördert das Denken

Sport ist wichtig. Nicht nur für unsere körperliche Konstitution. Sportliche Aktivität fördert auch die Durchblutung des Gehirns – und damit das Denken.

Sport macht gute Laune

Wenn Sie sich an einem trüben Tag nicht wohl fühlen, depressiv oder schlecht gelaunt sind, sollten Sie Sport treiben. Mit sportlicher Aktivität – sei es im Freien oder in der Halle – kann man Missmut und depressive Verstimmungen oft ohne Tabletten rasch meistern.

Sprossen

Ziehen Sie sich in der Küche mit Keimen und Sprossen selbst das gesündeste Gemüse der Welt: Weizenkeime liefern B-Vitamine und Magnesium für die Nerven. Linsensprossen haben viel Vitamin C und E sowie Eisen. Soja- und Mungobohnensprossen versorgen uns mit Kalzium für die Knochen sowie Phosphor und Lezithin fürs Gehirn. Kichererbsen sind reich an Vitamin D. Kressesprossen stärken die Schilddrüse, Sonnenblumenkeimlinge liefern Zink für die Immunkraft, Kürbiskernsprossen sind reich an ungesättigten Fettsäuren und damit wichtig für Herz und Kreislauf.

Sprossen und Keime

Biogemüse ohne Düngemittel, ohne Pestizide und Herbizide, randvoll mit Vitaminen, Mineralstoffen und Spurenelementen: Wer wünscht sich das nicht? Kein Problem. Besorgen Sie sich ein Keimglas oder eine Keimbox und dazu keimfähige Samenkörner oder Hülsenfrüchte: Weizenkörner, Linsen, Kichererbsen, grüne Sojabohnen, Sonnenblumenkerne oder Kressesamen. Große Körner werden zwölf, kleine sechs Stunden in kaltem Wasser bei Zimmertemperatur angesetzt. Dann das Wasser weggießen, die Körner gut waschen und in einem der Gefäße auslegen.

Am vierten oder fünften Tag ist Erntezeit. Da sind die Keime und Sprossen etwa drei bis vier Zentimeter lang aus den Samen oder Körnern gewachsen. Man wäscht sie gut in einem Sieb und kann sie nun so essen, in den Salat mischen oder mit Joghurt genießen.

Stehen – Gymnastik zum Ausgleich

Wer beruflich viel stehen muss, belastet enorm die Knie, was im Laufe der Jahre zu Kniearthrose und anderen Knie-Erkrankungen führen kann. Dem sollten Sie vorbeugen: Tragen Sie

Schuhe mit weichen Sohlen und flachen Absätzen. Vermeiden Sie lange Hockstellungen. Verzichten Sie auf Tennis und Skifahren. Gehen Sie eine Treppe immer nur mit federndem Schritt hinunter.

Sternenhimmel statt TV

In heißen Sommerperioden sollte man nicht zu viel und zu lange vor dem Fernseher sitzen. Legen sie sich abends bequem in einen Liegestuhl oder auf den Balkon und schauen Sie in den Sternhimmel anstatt in den Fernseher.

Stillen

Von Jahr zu Jahr nehmen bei Kindern die Allergien zu. An der Akademie für Kinderheilkunde in Washington (D. C.) hat man festgestellt: Das ist darauf zurückzuführen, dass die meisten Mütter ihre Kinder nur sechs Monate an die Brust nehmen. Der Immunschutz des Kleinkindes gegen Allergien kann aber nur aufgebaut werden, wenn die Mutter ein Jahr stillt.

Stimmung depressiv

Frühjahrsmüdigkeit fördert oft depressive Stimmungen: Trinken Sie Johanniskrauttee. Wenn die Beschwerden besonders stark sind, kann es Sinn machen, hoch dosierten Johanniskrautextrakt in Drageeform einzunehmen. **Achtung**: Die regelmäßige Einnahme kann entsprechend veranlagte Menschen lichtempfindlich machen.

Stimmung trübe

Trinken Sie über den Tag verteilt zwei Liter Wasser. Kleiden Sie sich gelb- oder orangefarben. Diese Farben wirken stimmungsaufhellend. Essen Sie Bananen, sie enthalten die Hormonstoffe Serotonin und Norepinephrin, die für das positive Denken mitverantwortlich sind. Gehen Sie oft ins Freie und tanken Tageslicht.

Stimmungsaufheller – Sonnenschein
Wenn die Sonne scheint, sollte man hinaus in Freie gehen und sich zehn Minuten bestrahlen lassen. Das macht fit und sorgt für eine positivere Stimmung.

Stirnhöhlenentzündung
Eine Stirnhöhlenentzündung heilt viel schneller, wenn Sie zur ärztlichen Behandlung unterstützend eine Leinsamen-Auflage machen. 500 Gramm goldgelber Leinsamen werden mit wenig Wasser gekocht und als heißer Brei in einen Leinenbeutel gefüllt. Diesen Beutel legen Sie fünf Minuten lang auf die schmerzenden Stellen. So eine Auflage muss mehrmals am Tag wiederholt werden.

Stress – Bewegung hilft
Den Stress abbauen. Schütteln Sie den Körper zu flotter Musik.

Stress – Pfirsich entspannt
Zwei saftige Pfirsiche am Tag machen die Haut zarter und bauen Stress ab.

Stress – Walnüsse für die Konzentration
Wer in den Wintermonaten jeden Tag drei bis vier Walnüsse isst, kann damit Stress abbauen und Konzentrationsstörungen bekämpfen. Walnüsse sollten roh genossen werden. Werden sie erhitzt, verlieren sie viele ihrer wertvollen Inhaltsstoffe.

Stress wegkauen
Gegen den Stress im täglichen Verkehrsstau: ein zuckerfreier Kaugummi oder Rosinen. Der erste Stress am Arbeitsplatz nach den Ferien lässt sich mit einer Banane meistern. Sie enthält reichlich vom Anti-Stress-Mineral Magnesium, macht lange satt und belastet nicht.

Stressfalle

Ein Rezept aus alter Zeit: Besorgen Sie sich ein Fläschchen Lavendelöl. Geben Sie zehn Tropfen in ein Textiltaschentuch und schnuppern Sie tagsüber immer wieder daran. Sie können aber auch direkt am geöffneten Fläschchen riechen. Die ätherischen Öle der Lavendelblüten wirken sehr beruhigend.

Stubenfliegen

Halten Sie Fliegen vom Essen fern: Sie übertragen oft Magen- und Darmerkrankungen.

Suppe

Regelmäßiger Suppenkonsum wirkt sich positiv auf die Gesundheit aus: Sie können damit erhöhten Blutdruck senken und erhöhte Cholesterinwerte normalisieren. Sie können sich bei einer Erkältung satt essen, ohne den Magen zu belasten. Wer viel Suppe isst, hat weniger Falten im Gesicht, weil die Flüssigkeitszufuhr die Haut von innen her glättet.

Sushi

Speziell junge Leute haben ihre Begeisterung für japanisches Essen entdeckt. Besonders beliebt: Sushi. Roher Fisch im Reisröllchen ist sehr gesundheitsfördernd. Die Fische selbst sind reich an Omega-3-Fettsäuren, gut fürs Herz und liefern Jod für die Schilddrüse. Der Ingwer stärkt die Darmflora, der Seetang rundum entspannt die Nerven, hilft gegen Stress und hebt die Laune.

Süßes – Naschen erlaubt

Gehören Sie zu jenen, die immerzu Lust auf Süßes haben? Der Ernährungswissenschaftler Prof. Dr. Joachim Westenhofer aus Hamburg sagt: Diese Sehnsucht nach Süßem ist angeboren. Sie ist in unseren Genen verankert. Es ist sinnlos, dagegen anzukämpfen. Noch interessanter ist: Unser Körper lässt sich nicht betrügen. Führen wir ihm chemischen Ersatz für Zucker zu, um ihm Süße vorzutäuschen, besorgt er sich seinen Zucker durch Heißhungerattacken, denen wir erliegen – und jede Menge überflüssige Kalorien zu uns nehmen. Es gibt eine viel bessere Lösung: Naschen Sie nach jeder Mahlzeit eine kleine süße Sünde, etwa ein Stückchen Schokolade. Das bewahrt vor süßen Fressorgien und stärkt Ihr seelisches Gleichgewicht.

Süßhunger – Gelegentlich nachgeben

Haben Sie ständig ein schlechtes Gewissen wegen Ihrer Vorliebe für Süßes? Dann testen Sie einmal aus, wie sich Ihr Süßbedürfnis verändert, wenn Sie sich den ganzen Tag über ruhigen Gewissens Ihre Lieblingsnaschereien gestatten. Meist ist nämlich der Süßhunger eine Folge des Verzichts, des Verbots und des schlechten Gewissens. Keine Sorge: Ein ansonsten gesunder Körper wird mit solcherart krasser Fehlernährung auch über einige Tage fertig. Viele einseitige Diäten sind kaum gesünder.

Süßigkeiten – Keine Gefahr für den Cholesterinwert

An kalten Wintertagen hat man oft Appetit auf Süßes. Viele, die an erhöhten oder zu hohen Cholesterinwerten leiden, verzichten mit Wehmut darauf. Das ist aber gar nicht notwendig. Die Ansicht, dass Süßes die Cholesterinwerte erhöht, ist von der Medizin längst widerlegt. Die große Gefahr sind vielmehr tierische Fette und Bewegungsmangel. Also gönnen Sie sich nach einem ausgiebigen Winterspaziergang auch einmal etwas Süßes.

Tabletten einnehmen

Haben Sie Probleme, im Rahmen einer Therapie Tabletten zu schlucken? Dann nehmen Sie die Medikamente doch nicht immer mit Wasser. Mit zwei Bissen von einer Banane gleiten die Tabletten ganz leicht durch die Speiseröhre.

Tanzen

Tanzen fördert die Durchblutung des Unterleibes und der Beine. Tanzen stärkt die Rückenmuskeln und verbessert die Körperhaltung. Nicht zu vergessen: Man kann dabei so herrlich Stress abbauen.

Teatime

Machen Sie es wie die Briten: Trinken Sie einmal am Tag zur Entspannung eine Tasse Schwarztee. Das bringt einen zusätzlichen Vorteil, wie jetzt Wissenschaftler der königlichen Universität Leicester unter der Leitung von Prof. Dr. Simon Maxwell herausgefunden haben: Der Tee senkt zu hohen Blutdruck, zu hohen Cholesterinspiegel und damit auch die Gefahr für Herzinfarkt und Schlaganfall.

Tee – Grüner Tee beugt vor

Grüner Tee kann nicht nur zur Vorbeugung vieler Krankheiten eingesetzt werden, sondern auch die Heilung von Krebs begünstigen. Die Katechine im grünen Tee – die Grundlage der Gerbstoffe – bremsen die Metastasen-Bildung, indem sie die Neubildung von Blutgefäßen im Tumorbereich verhindern. Man weiß vom grünen Tee, dass er zwei große Gruppen an Polyphenol-Schutzstoffen enthält: die Gerbstoffe, die den Magen beruhigen, schädliche Bakterien killen und Entzündungen in Magen und Darm verhindern. Außerdem die EGCG-Stoffe, die Krebs hemmende und Blut verdünnende Wirkung haben.

Tee – Ideale Temperatur zum Aufbrühen

Das Teewasser wird aufgekocht, muss dann aber fünf Minuten stehen, damit es auf 70 Grad Celsius abkühlt. Dann erst aufgießen, drei Minuten ziehen lassen, wenn der Tee anregen, fünf Minuten, wenn er beruhigen soll.

Tee – Vom Lob des grünen Tees

Grüner Tee ist ein besonders im Herbst wertvolles Getränk: Er enthält neben Koffein viel Vitamin C gegen Erkältungen und Stress, Fluor zum Stärken der Zähne, Gerbstoffe, die Magen und Darm beruhigen, sowie Polyphenole, die Krebs hemmende und Blut verdünnende Eigenschaften haben. Damit die Vitamine erhalten bleiben: Mit abgekochtem, aber nicht mehr sprudelndem Wasser aufgießen (ideal: 70 bis 80 Grad Celsius).

Teint – Früchte und Gemüse erleichtern das Braunwerden

Wenn Sie Birnen, Feigen, Grapefruits, Sellerie, Möhren, Spinat und Kopfsalat essen, werden sie auch mit wenig Sonne braun und stärken nebenbei noch von innen Ihre Immunkraft.

Teint – Für Feuchtigkeit sorgen

Wollen Sie Ihrem Teint wieder mal etwas Gutes tun? Verrühren Sie eine Banane mit einem Esslöffel Quark und einem Teelöffel Jojobaöl. Tragen Sie den Brei als Maske auf und lassen Sie ihn 20 Minuten einwirken. Hängen Sie feuchte Tücher in Ihrem Wohnraum auf.

Tennisarm

Gehören Sie zu jenen Menschen, die tagsüber viele Stunden am Computer arbeiten und die Freizeit auf dem Tennisplatz verbringen? Die Gefahr, einen Tennisarm zu bekommen, ist dann sehr groß. Machen Sie mehrmals am Tag eine vorbeugende Übung gegen den Tennisarm: Kneten Sie jeweils drei Minuten lang ganz fest einen Tennisball. Das stärkt den Streckmuskel am Ellenbogen.

Thromboseschutz
Shiitake-Pilze machen unser Blut flüssiger, schützen vor Thrombose und Herzinfarkt.

Thymiantee
Ein Teelöffel Thymian wird mit einer Tasse kochendem Wasser übergossen, zehn Minuten ziehen lassen, durchseihen. Drei Tassen täglich trinken.

Tiefschlaf
Wenn Sie nach einem langen, anstrengenden Tag nicht einschlafen können, sollten Sie als Schlafhilfe nicht zum Alkohol greifen. Amerikanische Studien haben ergeben, dass der Alkohol die lebenswichtigen Tiefschlafphasen verhindert. **Die Folge**: Man leidet am nächsten Morgen an Kopfschmerzen, Konzentrationsstörungen und ist wie gerädert.

Tomate
Wir sind daran gewöhnt, Tomaten meistens roh zu essen. Aber in den USA hat man herausgefunden: Der rote Farbstoff der Tomate, der nachweislich Herz und Kreislauf stärkt und das Krebsrisiko senkt, gelangt schneller in den Körper und wirkt dort intensiver, wenn die Tomate erhitzt wird.
Ein ideales Rezept: Fünf Tomaten in kleine Stücke schneiden, mit einem Esslöffel Olivenöl in einem Topf bei kleiner Hitze zehn Minuten schmoren lassen.

Tomaten nicht unreif genießen
Die Tomate ist eines der kalorienärmsten Gemüse, sie besteht zu 94 Prozent aus Wasser. Dabei hat sie einen hohen Vitamin-

und Mineralstoffgehalt, die in ihr enthaltenen Fruchtsäuren regen den Appetit und die Aktivität von Magen und Bauchspeicheldrüse an. **Achtung** bei unreifen Tomaten: In den grünen Früchten kommt das giftige Alkaloid Solanin vor, das Brennen im Hals, Durchfall, Erbrechen, Kopfschmerz und Mattigkeit auslösen kann. Mit zunehmender Rotfärbung nimmt der Solaningehalt der Tomaten ab.

Training

Eine Studie der Harvard Universität in Boston, USA, hat ergeben: Wer jeden Tag ohne viel Aufwand 10 bis 15 Minuten kleine Übungen durchführt, erzielt denselben Effekt wie jene, die dreimal wöchentlich 40 Minuten ein aufwändiges Trainingsprogramm absolvieren.

Tränensäcke – Alarmzeichen für die Gesundheit

Wenn Sie bei einem Blick in den Badezimmerspiegel entdecken, dass sich bei Ihnen Tränensäcke unter den Augen entwickeln, dann sollten Sie zum Arzt gehen. Denn das ist nicht allein ein kosmetisches Problem. Tränensäcke können das Alarmzeichen für Erkrankungen der Nieren, der Blase, der Prostata und des Herzens sein. Es kann sich aber auch um Unterleibsbeschwerden oder um Hormonstörungen bei der Frau handeln.

Tränensäcke – Bewegung hilft

Britische Wissenschaftler behaupten: Wer regelmäßig steppt, seilhüpft oder auf dem Trampolin spingt, kann der Bildung von Tränensäcken vorbeugen. Außerdem wäre gut, mit etwas weniger Salz zu würzen.

Tränensäcke – Kaffee und Alkohol meiden

Gegen Tränensäcke und ein geschwollenes Gesicht am Morgen: abends keinen Kaffee, keinen Alkohol, kein fettes Fleisch, nicht zu viel Käse, wenig Salz. Ideal: Radieschen, Rettich, Pellkartoffeln, Rote Bete. Morgens: ein Glas Selleriesaft.

Träume

Wissen Sie, warum es so wichtig ist, dass wir jede Nacht sieben bis acht Stunden schlafen? Nur dann können wir träumen. Die Träume sind die »Putz-Kolonnen« für unser Gehirn. US-Schlafforscher haben nachgewiesen: Träume räumen den geistigen Müll des Vortages weg. Danach können wir am nächsten Morgen wieder scharf denken, schnell reagieren und konzentriert Auto fahren und arbeiten.

Treppensteigen – Die Technik macht's

Treppensteigen ist ein gutes Fitnesstraining im Frühling für Jung und Alt. Allerdings muss man dabei richtig atmen. Wenn Sie einen Fuß auf die Stufe aufsetzen – kräftig und hörbar ausatmen. Wenn Sie dann den Körper emporheben – schnell einatmen. Wenn Sie dann den anderen Fuß aufsetzen, wieder kräftig ausatmen. So kommen Sie ohne starkes Herzpochen und ohne Atemprobleme (fast) jede Treppe hoch.

Treppensteigen fürs gute Cholesterin

Verzichten Sie so oft wie möglich auf den Fahrstuhl. Treppensteigen stellt ein ideales Training für Herz und Kreislauf dar, es baut Stress ab, fördert die Durchblutung. Schon zehn Minuten Treppensteigen sorgt für einen Anstieg des schützenden, guten HDL-Cholesterinwertes im Körper.

Trigeminus-Schmerz

Haben Sie sich das Gesicht erkältet und leiden unter einer Trigeminus-Neuralgie. Setzen Sie ein Naturrezept ein.
Mischen Sie sich ihr eigenes Therapieöl: zwei Tropfen Nelkenöl, ein Tropfen Basilikumöl, ein Tropfen Eukalyptusöl und fünf Trop-

fen kalt gepresstes Olivenöl. Mit dieser Mischung reiben Sie mehrmals am Tag die schmerzenden Stellen ein. Mein Rat: Einfach ausprobieren!

Trinken an heißen Tagen

An heißen und schwülen Sommertagen sollte man ganz besonders auf reichliche Flüssigkeitszufuhr achten. Das ist wichtig für gesunde Nieren, gute Laune und für eine jugendliche Haut. Am gesündesten sind eineinhalb bis zwei Liter Mineralwasser oder ungesüßter Kräutertee.

Auch mit Melonen, Salatgurken, Trauben und reifen Tomaten kann man den Durst stillen, sie enthalten reichlich Flüssigkeit. Wichtig speziell an heißen Sommertagen: Essen Sie lieber fünf kleine Mahlzeiten als drei große. Das belastet den Organismus nicht so sehr.

Trinken und Auto fahren

An heißen Sommertagen verliert der Autofahrer viel Flüssigkeit. Trinken Sie reichlich Mineralwasser oder ungesüßten Kräutertee. Auch Zwischenmahlzeiten sollten Flüssigkeit liefern: Melonen, Gurken oder lauwarme Suppen.

Trinken – An heißen Tagen lieber lauwarme Getränke

Meiden Sie eiskalte Getränke. Sie bekommen danach einen starken Schweißausbruch. Warme Länder können als Vorbild dienen.

In Südchina zum Beispiel wird während der Sommermonate an jeder Straßenecke für einige Cent verdünnter, lauwarmer und natürlich ungesüßter grüner Tee angeboten: ein wunderbarer Durstlöscher. In der arabischen Welt beliebt: lauwarmer Pfefferminztee.

Wer Tee nicht mag, kann mit Mineralwasser und Apfelschorle, ob mit oder ohne Kohlensäure, nichts falsch machen.

Trinken – Auf die Menge achten

Früher hat man uns eingeredet: Trinkt nicht so viel, dann schwitzt ihr auch nicht so viel. Das ist grundfalsch, wie wir heute wissen. Für alle, die immer wieder das Trinken vergessen: Stellen Sie morgens zwei bis drei Flaschen Mineralwasser bereit. Die müssen abends leer sein!

Trinken – Gurkendrink statt Sportgetränk

Der Mensch besteht zu zwei Dritteln aus Flüssigkeit. Das Wasser ist somit unser Grundelement. Jeder von uns gibt in der schönen Jahreszeit täglich über Harn und Schweiß etwa drei Liter Flüssigkeit ab. Bei extremen Temperaturen ist es auch mehr. Wenn dieser Mangel nicht sofort ausgeglichen wird, kann es zu Kreislaufversagen und vielen anderen gesundheitlichen Problemen kommen.

Gurken sind reich an Vitaminen, Mineralstoffen, Enzymen und Spurenelementen. All diese Vital-Substanzen sind optimal in der Gurkenflüssigkeit gelöst und werden daher vom Organismus rasch aufgenommen. Auf diese Weise liefert die Gurke viele Elektrolyte und nimmt es mit jedem Sportlerdrink auf.

Trinken – Wichtig für Nieren und Kreislauf

Es ist für den Kreislauf sowie für die Nieren wichtig, dass wir unserem Körper täglich zwei bis drei Liter Flüssigkeit zuführen und das ist das ganze Jahr über notwendig. Das Problem an kalten Wintertagen ist nur: Wir haben oft keinen Durst. Daher müssen wir uns speziell in dieser Jahreszeit dazu zwingen, regelmäßig ein Glas Wasser zu trinken. Versäumen wir es, bekommen wir prompt die Quittung in Form von Müdigkeit, Abgeschlagenheit, Kopfschmerzen und allgemeiner Antriebsschwäche. Es kann aber auch zu ernsthafteren Problemen kommen wie Kreislaufstörungen, Nierenstein- und Harnsteinbildung, ja selbst zu anhaltenden depressiven Zuständen.

Trinken fürs Gehirn
Wer zu wenig trinkt, kann nicht denken, nicht richtig lernen, kann sich nicht konzentrieren. Unser Gehirn besteht zu 70 Prozent aus Wasser. Es kann nur im feuchten Milieu arbeiten.

Trinken gegen Schadstoffe
Jeden Tag zwei bis drei Liter Wasser oder ungesüßten Kräutertee trinken. Dadurch werden Gifte und Schadstoffe rasch ausgeschwemmt und die Haut bleibt straff.

Trinken, um Fit zu bleiben
Stürzen Sie oft in das »Elf-Uhr-Loch«? Am Arbeitsplatz machen sich am Vormittag oft Erschöpfung und Lustlosigkeit breit. Die Raumluft ist trocken und schlecht. Die Augen sind von der Arbeit am Computer müde und trocken. So können Sie diesen Tiefpunkt vermeiden: Trinken Sie vormittags mindestens einen Liter Wasser. Essen Sie zwischendurch Obst, Äpfel sind besonders zu empfehlen, oder gönnen Sie sich einen Fruchtjoghurt.

Trockenobst
Wer nervös ist, sollte eifrig Trockenfrüchte kauen: Rosinen, Feigen, Datteln. Sie enthalten reichlich vom Anti-Stress-Mineral Magnesium.

U

Übergewicht – Akupressur gegen den Hunger
Drücken Sie mehrmals am Tag mit dem Mittelfinger der rechten Hand den Akupressurpunkt in der Furche zwischen Nase und Oberlippe, danach den Punkt unterhalb der Mitte der Unterlippe, direkt am Kinnansatz. Das bremst den Hunger.

Übergewicht – Auf die Werte kommt es an
Vor ein paar Jahren ging die Meldung um die Welt: Menschen mit Übergewicht sterben fünf Jahre früher. Das haben jetzt amerikanische Ernährungswissenschaftler widerlegt. Eine Langzeitstudie hat ergeben: Wenn sich ein übergewichtiger Mensch wohl fühlt, keine bedenklichen Werte hat und sich regelmäßig bewegt, kann er sehr, sehr alt werden.

Übergewicht abbauen
Wer mit Übergewicht zu kämpfen hat, sollte zwischendurch immer Aprikosen essen. Dank ihres hohen Gehalts an Pantothensäure werden Fettpölsterchen leichter abgebaut.

Übergewicht ermitteln
Ein klares Übergewicht besteht, wenn man das Normalgewicht (Körpergröße in cm minus 100) überschreitet. Starkes Übergewicht birgt gesundheitliche Risiken: Erhöhte Blutfettwerte und Bluthochdruck (gefährlich für Herz und Kreislauf), ein hoher Harnsäurespiegel im Blut (kann zur Gicht führen) oder die Zuckerkrankheit kommen deutlich öfter bei stark Übergewichtigen vor.

Überreizung
Setzen Sie sich aufrecht hin, drücken Sie die Zungenspitze gegen den Gaumen. Atmen Sie dabei durch die Nase ein und durch den Mund aus und drücken Sie dabei die Fingerspitzen beider Hände fest aneinander. Die Übung sollte etwa eine Minute dauern und muss wiederholt werden.

U

Umweltschadstoffe
Essen Sie einmal die Woche ein Gericht mit Brokkoli: Sie schützen damit Ihre Körperzellen vor Umweltschadstoffen.
Tipp: Beim Dämpfen werden die Stiele ebenso schnell gar wie die Röschen, wenn man sie kreuzweise einschneidet.

Unruhe
Gegen überreizte, schwache Nerven hilft es, täglich eine Tasse Hopfenblüten-Tee mit etwas Honig zu trinken. Innere Unruhezustände oder Angstgefühle lassen sich auch mit Kapseln beheben, die aus der Kava-Kava-Wurzel hergestellt wurden. Der Vorteil auch dieses Beruhigungsmittels aus der Natur: Die Reaktionsfähigkeit wird nicht eingeschränkt. Außerdem besteht keine Gefahr, abhängig zu werden. Für Hopfen wie auch für Kava-Kava gilt jedoch: Die Wirkung setzt langsam ein, Erfolge zeigen sich erst nach einigen Tagen.

Unterleib kühl halten
Männer, die beruflich sehr viel sitzen, sei es im Auto oder am Schreibtisch, sollten sich zwischendurch viel Bewegung verschaffen. Ideal ist Schwimmen in kühlem Wasser. Wer zu viel sitzt, hat einen zu warmen Unterleib. Eine französische Studie hat ergeben: Die Wärme schädigt die Spermien. Die Samenfäden sind nämlich nur dann aktiv, wenn sie es rund um sich eher kühl haben. Ein ständig überwärmter Unterleib stört die Potenz.

Urlaub – Ruhe und Entspannung
In den ersten drei Tagen am Ferienziel sollten Sie ruhen und entspannen, sollten sich nicht hektisch in Urlaubsaktivitäten stürzen. Die Statistik besagt: In den ersten drei Tagen ist das Immunsystem durch die Umstellung geschwächt. Infektionen haben leichtes Spiel.

Urlaub – Trinken nicht vergessen
Nicht nur in exotischen, sonnenreichen Gegenden müssen Sie ausreichend trinken: täglich vier bis fünf Liter Mineralwasser sind angemessen. Die Flüssigkeitszufuhr ist notwendig, damit die Nieren problemlos arbeiten können. Das gilt schon auf der Fahrt in den Urlaub. Wer zu wenig trinkt, bekommt schwere Kreislaufprobleme, Atemwegsbeschwerden und – besonders viele Falten im Gesicht. Flüssigkeitsmangel im Körper führt oft zu schlechter Laune.

Urlaub – Warme Kleidung für den Rückflug
Kurze Hosen am Urlaubsort, schön und gut, aber ziehen Sie sich vor dem Rückflug warme Sachen an. Im Flieger ist es erheblich kühler. Wer da nicht vorsorgt, der ist bei der Ankunft zu Hause krank.

Urlaub zu Hause
Urlaub zu Hause kann enorm erholsam sein, wenn man es dabei schafft, den Alltag abzustreifen. Lassen Sie das Telefon klingeln, die Post ungeöffnet, reduzieren Sie Hausarbeit auf ein absolutes Minimum. Gestalten Sie Balkon, Terrasse oder Garten zu einer Urlaubsoase. Probieren Sie alle Restaurants, Eisdielen und Biergärten in der Umgebung aus, gehen Sie ins Kino und in Konzerte, machen Sie Ausflüge, entdecken Sie den Freizeitwert Ihrer näheren Umgebung neu, verwöhnen Sie sich mit Dingen, die Sie sich sonst nicht leisten würden: Sie haben schließlich Geld für die Reise gespart!

Urlaubsbeginn
Sie sollten vor dem Urlaub oder zu Urlaubsbeginn keine strenge Diät durchführen. Vor allem dann nicht, wenn Sie eine lange Autofahrt in die Ferien vor sich haben. Die reduzierte Kalorienaufnahme vermindert die Konzentration; ein gestörtes Reakti-

onsvermögen und ein geschwächtes Gedächtnis sind die Folge. Das kann für jemanden, der einen Wagen lenkt, im Straßenverkehr verhängnisvolle Folgen haben.

Urlaubsbeginn
Wenn Sie von der weiten Anreise in den ersten Tagen am Ferienort müde sind, holen Sie sich mit einem alten Indianer-Rezept neue Kraft. Gehen Sie ein bis zwei Stunden barfuß durch eine Wiese oder auf einem weißen, weichen Strandsand. Sie fühlen sich danach garantiert wie neugeboren.

Urlaubsende
Wer nach dem Sommerurlaub am Arbeitsplatz viel Stress und blanke Nerven hat, der sollte sich dagegen mit Naturkräften stark machen. Stellen Sie in dem Raum, in dem Sie arbeiten, oder zu Hause eine Duftlampe auf und gießen Sie in die Verdunstungsschale eine Mischung aus drei Tropfen Lavendelöl, drei Tropfen Bergamottöl und zwei Tropfen Neroliöl. Die aufsteigenden Dämpfe beruhigen und entspannen schnell.

Urlaubsfrühstück
Wer sich im Urlaub zu viel vornimmt und viel Freizeit-Stress hat, der kommt sehr oft am Morgen müde und erschöpft zum Frühstück. Sie können schnell wieder vital und fit werden. Lassen Sie am Frühstücks-Buffet Fleisch, Wurst und Süßigkeiten unbeachtet. Essen Sie stattdessen mehrere Papaya-Früchte. Diese liefern viele Vitamine, Mineralstoffe und Spurenelemente und geben rasch Kraft.

Urlaubsspeck
Haben Sie im Urlaub zugenommen? Dann sagen Sie sicher: Der Urlaubsspeck muss weg! Sie sollten außer einer reduzierten Kost und regelmäßiger Bewegung zusätzlich zwei Tricks an-

wenden. Eine Studie an der John-Hopkins-Universität im US-Staat Maryland hat ergeben: Umgeben Sie sich mit kalten blau-grünen Farben und hören Sie leise Flötenmusik. Damit kann man den Appetit zügeln.

UV-Licht
Sind die Augen ungeschützt starker UV-Strahlung ausgesetzt, können sie dauerhaft geschädigt werden. Darum vor allem an hellen Tagen und in der Mittagszeit die Sonnenbrille tragen.

UV-Srahlen
Schützen Sie Ihre Haut rechtzeitig von innen und außen vor den schädlichen UV-Strahlen. Nehmen Sie jeden Tag eine Kapsel pflanzliches Vitamin E, 800 IE (internationale Einheiten) und pflegen Sie die Haut täglich mit einer Creme oder Lotion, die einen möglichst hohen Anteil an Vitamin E hat, am besten 10 bis 25 Prozent.

V

Vanille für gute Laune

Vanille-Kipferl schmecken nicht nur gut, sie fördern auch das positive Denken. Schon bei den Azteken galt Vanille als anregend für die Liebe. Die Geruchsstoffe der Vanille sollen besonders auf Männer einen stimulierenden Einfluss haben. Verwenden Sie möglichst, auch wenn sie teurer ist, Naturvanilleschoten.

Vanille gegen Süßhunger

Heute werden viele Menschen zu dick, weil sie süßen Naschereien nicht widerstehen können. Meist ist nicht mal der Zucker das Problem, sondern die Fette, die man mit den Süßigkeiten aufnimmt. Jetzt hat eine Studie am Londoner St.-George-Hospital ergeben: Der intensive Duft von Vanille hilft beim Abnehmen. Das süßliche Aroma fördert die Ausschüttung des Botenstoffes Serotonin im Gehirn. Dadurch werden der Appetit und der Heißhunger auf Süß gezügelt. Riechen Sie also mehrmals am Tag an Vanillepulver.

Venen stärken

Wer daheim bei der Hausarbeit und beruflich am Arbeitsplatz viel stehen und sitzen muss, der belastet die Venen. Damit Sie Krampfadern vorbeugen können, sollten Sie die Venenwände stärken. Essen Sie regelmäßig Maroni. Dreimal pro Woche eine Tüte. Maroni enthalten die Substanz Rutin und die gibt den Venen Kraft.

Venenprobleme

Immer mehr Menschen haben heutzutage Venenprobleme. Denn die meisten von uns bewegen sich zu wenig. Daher sollten wir alle mehrmals am Tag eine vorbeugende Übung machen und mit den Füßen von der Ferse zu den Zehen hin und her wippen. Man kann das am Schreibtisch bei der Arbeit genau wie beim Sitzen vor dem Fernsehapparat tun.

Verbrennungen

Verbrennungen auf der Haut sind schmerzhaft, auch wenn sie nur auf einem vergleichsweise winzigen Hautareal sichtbar sind. Viele versuchen, die schmerzende Stelle mit allen möglichen Mitteln und Hausmitteln zu »kurieren«, um den Schmerz schnell loszuwerden und erreichen damit genau das Gegenteil. – Wenn man sich auf der Haut eine Verbrennung zugezogen hat und wenn sich eine Brandblase bildet, so sollte man sie am besten in Ruhe lassen. Auf keinen Fall anstechen, wie das viele tun! Durch die Blase wird die Wunde vor dem Eindringen von Krankheitskeimen geschützt. Durch den luftdichten Abschluss können kleine Blutgefäße in die Wunde hineinwachsen und die neu entstehenden Hautzellen mit Sauerstoff und Nährstoffen versorgen. So heilt die Wunde schneller, als wenn Sie die Heilung durch Selbstbehandlung »beschleunigen«.

Verdauung – Apfel vor dem Essen

Der amerikanische Arzt Dr. Jeffrey S. Hyams empfiehlt einen Apfel vor dem Essen zur Förderung des Stuhlganges und zur Bekämpfung von Verstopfung. Die Erklärung: Äpfel regulieren das Wachstum der gesunden Darmflora.

Verdauung – Gurke zum Fleisch

Die Gurke hilft der Verdauung Das wichtigste Enzym in der Gurke ist das Erepsin. Es sorgt dafür, dass aufgenommenes Eiweiß besser verarbeitet wird. Es ist daher sinnvoll, zum Fleisch Gurkensalat oder eine rohe Gurke zu essen.

Verdauung – Kümmel entkrampft

Kümmel gilt als das beste blähungshemmende Gewürz, seine verdauungsfördernde, appetitanregende und entkrampfende Wirkung ist medizinisch anerkannt. Kümmel wird für Brot und Gebäck verwendet, außerdem für gekochte Kartoffeln, Weißkohl und Sauerkraut, Schweine-, Enten- und Gänsebraten. Er passt auch gut zu Wurst und gekochtem Fisch. Bei Bauchkrämpfen und Blähungen hilft ein Wickel mit Kümmelöl oder der Genuss von zwei bis vier Tassen Kümmeltee zwischen den Mahlzeiten.

Verdauungsschnaps

Der Verdauungsschnaps nach einem reichhaltigen Menü sorgt zwar vielleicht subjektiv für Wohlbefinden, aber er hilft keineswegs der Verdauung, sondern verlangsamt sie. Hochprozentiges verringert nämlich die Magenbewegungen mit der Folge, dass die Mahlzeiten länger im Verdauungstrakt bleiben. Gesünder als ein Schnaps ist in jedem Fall ein Spaziergang nach dem Essen. Sie können auch eine Weile auf den Zehenspitzen umhergehen. Das fördert die Durchblutung im ganzen Körper und regt den Kreislauf an.

Verkrampfungen abbauen

Wenn Sie innerlich angespannt sind, dann merken das die anderen sofort. Die Stirn ist gefurcht, die Lippen sind starr, die Kiefer aufeinander gepresst. Bauen Sie die Verkrampfung ab: Runzeln Sie die Stirn. Ziehen Sie die Augenbrauen ganz nach oben und drücken Sie mit der Zunge mehrmals gegen den Gaumen. Sie werden sehen, wie schnell Sie wieder locker und hübscher werden.

Verstauchung

Wer stürzt, kann sehr leicht eine Verstauchung erleiden. Egal ob Hand oder Fuß: Lagern Sie den betroffenen Körperteil hoch und ruhig. Schlagen Sie Eiswürfel in ein Tuch ein und legen Sie diesen Kältebeutel auf. Wenn die Schwellung binnen 24 Stunden nicht zurückgeht und das Gelenk noch immer nicht bewegt werden kann, dann müssen Sie zum Arzt.

Verstopfung – Ballaststoffe und Bewegung aktivieren den Darm

Häufig sind es Ernährungsfehler, die den Grundstein für eine Verstopfung legen. Wir essen zu viel, zu fett und vor allem ballaststoffarm und trinken meist zu wenig. Sowohl für einen gesunden Darm als auch für die Erhaltung einer sportlichen Figur ist es am wirkungsvollsten, langfristig die Ernährung umzustellen und sich genügend zu bewegen. Auf dem Speiseplan sollten täglich frisches Obst und Gemüse sowie Vollkornprodukte stehen. Wenn Verstopfung dagegen nur sporadisch auftritt, schaffen Abführmittel zum Beispiel mit Auszügen aus Faulbaumrinde oder Sennesblättern Abhilfe.

Verstopfung – Das Lob der Pflaume

Bei hartnäckiger Verstopfung hilft oft ein halbes Glas Pflaumensaft. Auch das Kauen von fünf in warmem Wasser aufgeweichten Dörrpflaumen hilft meist schnell. Dazu viel Bewegung an der frischen Luft.

Verstopfung – Gesunder Drink mit Kräutern

Ein altes Problem, unter dem besonders Frauen leiden: Verstopfung. Probieren Sie es einmal mit einem Kräuterdrink: Ein Glas Sauerkraut- oder Gemüsesaft oder Molke mit einem Esslöffel Petersilie, Schnittlauch, Kresse, Zwiebeln oder Knoblauch morgens auf nüchternen Magen gekühlt trinken. Als Ergänzung dazu: Zweimal täglich einen Esslöffel Leinsamen mit reichlich Wasser einnehmen.

Verstopfung – Wasser hilft

Trinken Sie am Morgen ein Glas abgestandenes Wasser. Das bringt den Darm in Schwung. Auch tagsüber sollten Sie reichlich trinken. Das ist nicht nur gut für die Verdauung, sondern für den gesamten Organismus.

Vitalität

Wenn Sie am Morgen mit besonderer Vitalität und mit starken Nerven in den Tag gehen wollen, dann wenden Sie einen kleinen Trick an: Trinken Sie am Vorabend vor dem Zubettgehen einen Achtelliter Milch mit einem Achtelliter Wasser gemischt.

Das Getränk ist leicht verdaulich und liefert dem Organismus wichtige Vitamine, Mineralstoffe und Spurenelemente.

Vitamin A

Wenn Sie sehr viel Zeit vor dem Fernsehgerät verbringen, kann es sein, dass Sie im Alltag plötzlich große Sehschwierigkeiten haben. Beim Fernsehkonsum kann der Vitamin-A-Verbrauch des Organismus auf das 50-fache ansteigen. Bekommen die Augen nicht genügend Vitamin A, besteht die Gefahr einer Netzhauterkrankung.

Daher: Jeden Tag drei rohe Möhren knabbern!

Vitamin C – Gut für die Liebe

Wenn in der kalten Jahreszeit an sonnenlosen und düsteren Tagen bei Frau und Mann die Liebeslust zu wünschen übrig lässt, kann man mit einem ganz einfachen Trick dagegen ankämpfen, den fast niemand kennt. Vitamin C schützt nicht nur vor Erkältungen und Stress, sondern regt über die Hirnanhangdrüse die Produktion von Sexualhormonen an. Zusätzlich aktiviert es unsere Glückshormone im Gehirn.

Vitamin C – Gut in Kombination mit Vitamin E

Das Haut schützende Vitamin E kann im Körper nur durch Vitamin C stabilisiert werden. Ideales Beispiel: Richten Sie Ihren Sommersalat mit Weizenkeimöl (Vitamin E) an und bereiten Sie die Marinade nicht mit Essig, sondern mit Zitronensaft (Vitamin C) zu.

Vitamin C – Hoher Verbrauch bei starken Gefühlen
Bei einem Gefühlsausbruch von 20 Minuten – Eifersucht, Aggression oder Zorn – verbrauchen wir rund 300 Milligramm Vitamin C. Das ist weitgehend unbekannt.

Vitamin C – Nikotin schadet
Wer Zigaretten raucht, braucht mehr Vitamin C, weil Nikotin dieses Vitamin zerstört.

Vitamin C – Was braucht der Mensch?
Ein gesunder Mensch, der keinen Stress hat, braucht täglich 100 bis 200 Milligramm Vitamin C. Diesen Bedarf kann man mit Obst und Gemüse abdecken: mit Zitrusfrüchten, Kiwis, Paprikaschoten, Sauerkraut, Petersilie, Wirsing, Brokkoli und Sanddornsirup.
In Erkältungszeiten, bei Stress oder wenn man viel Süßes nascht und Medikamente nehmen muss, braucht man mehr. Hier kann man Vitamin C auch als Brausetablette, Kapsel oder Granulat zuführen. Viele Ärzte raten: zweimal täglich bis zu 500 Milligramm.
Zweimal oder mehrmals am Tag ist wichtig, weil das Vitamin C sehr rasch wieder abgebaut wird.

Vitamin C – Zuviel wird abgebaut
Zu viel Vitamin C schadet nicht. Es wird abgebaut und desinfiziert auf diesem Weg Blase und Harnwege. Nur wer zu Nierensteinen und zu Sodbrennen neigt, muss vorsichtig sein.

Vitamin C für die Abwehr
Unsere Abwehrzellen brauchen regelmäßig Vitamin C, damit sie uns gegen Erkältungen schützen. Wir sollten in der Erkältungszeit Vitamin C verstärkt zuführen.

Vitamin C wird für vieles benötigt

Kein Vitamin ist in der Erkältungszeit so in aller Munde wie das Vitamin C. Kaum hustet und niest jemand, raten alle: »Du musst Vitamin C nehmen!« Unsere Abwehrzellen brauchen dieses Vitamin als Sprit, damit sie überhaupt gegen Viren und Bakterien aktiv werden können. Daher glauben viele, mit Vitamin C kann man ausschließlich Erkältungen bekämpfen. Doch dieses Supervitamin kann viel mehr:

- Das Kollagen für glatte, faltenlose Haut kann nur mit Vitamin C produziert werden.
- Eisen und Kalzium aus der Nahrung, wichtig fürs Blut, kann nur mit Vitamin C optimal verarbeitet werden. Am besten ist es, Vitamin C mit gesunder, vollwertiger Nahrung aufzunehmen, anstatt zu Pillen zu greifen.

Vitamin C-Quellen

Wer Orangen und Grapefruits nicht essen kann, weil er danach Sodbrennen bekommt, kann zu einer Alternative greifen. Schützendes Vitamin C findet sich auch in frischer Petersilie, Kiwis, Weißkohl, Rotkohl oder Sauerkraut.

Vitamin D – Das Sonnenvitamin

Es wäre besonders im Winter sehr wichtig für die Gesundheit, wenn wir jeden Tag fünf bis zehn Minuten in der Sonne spazieren gehen könnten. Wir brauchen die Sonnenbestrahlung für bessere Laune, für das Vitamin D, für Knochen und Zähne, aber auch für die Immunkraft. Was aber tun, wenn tagelang keine Sonne scheint, wenn eine Zeit lang nur tristes, düsteres Wetter herrscht?

Da gibt es eine Lösung. Sie müssen »Sonne essen«. Sie können sich das lebensnotwendige Sonnenvitamin D aus spezieller Nahrung holen. Es kommt in Fischen wie Makrele, Hering, Lachs und Aal vor, in Eiern und – in kleinen Mengen – auch im

Geflügel. Auch Milch und Vollkorngetreide liefern Vitamin D. In besonders interessanten Mengen befindet sich das Sonnenvitamin in Pilzen. Da Pilze in freier Natur häufig mit Schadstoffen belastet sind, kommen als optimale Sonnenlieferanten die umweltsauberen Champignons infrage. Der Genuss von 100 Gramm Champignons liefert dem Organismus so viel Vitamin D, dass damit der Bedarf für zwei Tage gedeckt werden kann.

Vitamin D stärkt die Knochen

Unsere Knochen brauchen Vitamin D. Am besten setzen Sie sich jeden Tag mindestens 20 Minuten der Sonnenbestrahlung aus. Dadurch kann die Haut das Vitamin D selbst bilden.

Vitamin E

In der kalten Jahreszeit brauchen wir mehr Vitamin E. Essen Sie Naturprodukte, die viel davon enthalten: Nüsse, Vollkornbrot, Milchprodukte, Rotkohl, Grünkohl.

Vitamin E – Hilfe von außen

Vitamin E stärkt Ihre Haut gegen die schädlichen Anteile der Sonnenstrahlung. Sehr sinnvoll ist es, Cremes, Lotionen und Salben mit hohem Gehalt an Vitamin E auf die Haut aufzutragen.

Vitamin E – Schutz von innen

Zu viel Sonne kann auf unserer Haut Schaden anrichten, wenn wir uns nicht rechtzeitig dagegen wappnen und Vitamin E nachtanken. Vitamin E liefern in interessanten Mengen: Vollkornbrot und andere Vollkornprodukte, Milch und Milchprodukte, Nüsse, Avocados, Spinat, Olivenöl, Weizenkeimöl, Weizenkeime und Maiskeimöl. Auch frische Erdnüsse, Sonnenblumenkerne, Blumenkohl, Spargel und Heidelbeeren sind hervorragende Vitamin-E-Lieferanten.

Vitamin E gegen Ozongefahr

Das bodennahe Ozon, das im Zusammenspiel von Sonne, Hitze, Auto- und Industrieabgasen entsteht, greift nicht nur die Atemwege an, sondern auch die Haut. Außerdem bildet es im Blut und im Harn die aggressive Substanz Malon-Dialdehyd. Vitamin E schützt auch vor den Schäden des bodennahen Ozons.

Vitaminmangel

In der kalten Jahreszeit leiden zwei Drittel aller Frauen und Männer über 50 an einem gravierenden Vitamin-D3-Mangel. Das haben Messungen an der belgischen Universität von Leuven ergeben. Die Erklärung: Es scheint zu wenig Sonne. Vitamin-D3-Mangel fördert die Osteoporose. Nehmen Sie einige Zeit täglich eine Brausetablette mit 1500 Milligramm Kalzium und 400 IE (internationale Einheiten) Vitamin D3.

Vitaminräuber

Es gibt eine erhebliche Reihe von Medikamenten, die man als »Vitaminräuber« bezeichnen könnte. Zum Beispiel gehören manche Rheumamittel dazu, auch Tabletten gegen Magengeschwüre oder einige der handelsüblichen Kopfschmerzmittel behindern im Körper die Aufnahme von Vitaminen, die wir dringend brauchen. Sprechen Sie mit Ihrem Arzt oder Apotheker: Wer solche Pillen einnehmen muss, der sollte sich parallel dazu mit Vitaminpräparaten versorgen.

Völlegefühl

Ein Glas Tomatensaft mit Salz und Pfeffer vertreibt ein unangenehmes Völlegefühl.

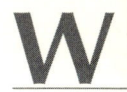

Wadenkrämpfe

Wadenkrämpfe lassen sich durch die regelmäßige Einnahme von Magnesium gut verhindern. Sehr gute Magnesiumlieferanten sind Bananen, Bohnen, Erbsen, Linsen, Kartoffeln, Reis, Soja, Weizenvollkornbrot, Seelachs und Spinat, aber auch Trockenfrüchte wie Datteln, Feigen und Rosinen.

Wandern

Wer drei Stunden pro Woche wandert, senkt das Risiko, einen Herzinfarkt zu bekommen, bereits um 40 Prozent.

Wandern im Sommer

An nicht zu heißen Sommertagen ist es sehr sinnvoll, eine Wanderung durchzuführen. Wandern stärkt das Herz, fördert die Durchblutung, beugt Venenproblemen vor, verbessert die Atemfunktion und aktiviert die natürlichen Abwehrkräfte.

Wannenbad

Eine entspannende Massage oder ein Wannenbad sind für Körper und Seele etwas Wunderbares. Wissenschaftler haben jetzt herausgefunden: Die ideale Zeit dafür ist zwischen 17 und 18 Uhr. Da reagieren Haut und Muskeln am besten auf die Massage und auf den Einfluss des warmen Wassers und unsere Sinne können die Düfte von Badezusätzen besonders genießen. Nach dem Baden ist es wichtig, eine Stunde lang auszuruhen, am besten im Bett.

Warze – Altes Hausmittel: Rizinus und Salz

Sehr beliebt in der bäuerlichen Bevölkerung ist die Salztherapie: Reiben Sie die Warze mit etwas Rizinusöl ein und bestreuen Sie sie dann mit etwas Kochsalz aus der Küche. Legen Sie einen Mullverband darüber.

W

Warze – Hausmittel Ameisensäure
Unsere Großmütter haben sehr oft Ameisensäure auf die Warze aufgetragen. Die Warze wird jeden Abend damit betupft und anschließend mit einem Mullverband für die Nacht abgedeckt.

Warze – Homöopathische Hilfe
Holen Sie sich aus der Apotheke die homöopathische Tinktur der Thuja und bestreichen Sie dreimal täglich die Warze mit jeweils fünf Tropfen.

Warze – Mit Bananenschale behandeln
Niemals dürfen Sie Warzen selbst aufschneiden oder aufkratzen! Wenn Sie selbst etwas tun wollen, dann versuchen Sie es doch mit einem von vielen ungewöhnlichen Naturrezepten, die zur Verfügung stehen. Schälen Sie eine goldgelbe, reife Banane. Guten Appetit! Aber die Schale nicht wegwerfen! Schneiden Sie davon ein kleines Stück ab und legen Sie es mit der weißen, weichen Innenseite auf die Warze. Binden Sie es mit einem Stück Mullbinde fest und lassen sie es über Nacht einwirken. Sie müssen das über einen längeren Zeitraum durchführen. Immer mit einer frischen Bananenschale!

Warze – Vorsicht im Schwimmbad
In öffentlichen Schwimmbädern oder in der Sauna werden ganz besonders leicht Warzen durch Viren übertragen. Wer sich einmal so eine Warze eingehandelt hat, der kriegt sie sehr schwer wieder los.

Wasser
Löschen Sie Ihren Durst am besten mit Wasser. Es hat keine Kalorien, bringt nicht nur körperliches Wohlbefinden, sondern fördert auch die Gehirntätigkeit und die gute Laune. Im Som-

mer sollten es mindestens zwei Liter täglich sein. Geben Sie in jedes Glas Wasser ein paar Tropfen Zitronensaft. Das Vitamin C verhindert, dass im Wasser etwa vorhandene Nitrite im Körper zu Krebs erregenden Nitrosaminen werden.

Wasser warm

Wenn Sie sich morgens ohne Energie fühlen: Eine warme Dusche ist eine Wohltat für die Seele und gut für die Wirbelsäule.

Wasserfilter

Der Wert von Wasserfiltern ist umstritten. Einfachfilter, bei denen das Wasser durch auswechselbare Patronen geschickt wird, können bei unsachgemäßem Gebrauch verkeimen und dadurch die Wasserqualität sogar noch verschlechtern. Nitrat, Asbest und anorganische Salze werden meist gar nicht beseitigt. Wird der Filter nicht oft genug gewechselt, können gespeicherte Schadstoffe dann mit einem Schwall ins Trinkwasser gelangen. Nur Filter, die mit dem Verfahren der Umkehrosmose arbeiten, eliminieren zwischen 99,0 Prozent und 99,5 Prozent aller giftigen Substanzen aus dem Wasser.

Wassermelone

Wenn Sie gerne Wassermelonen essen, dann greifen Sie zu. Sie sind an heißen Tagen ideale Durstlöscher, weil sie mit der Flüssigkeit viele Vitamine, Mineralstoffe, Spurenelemente, Enzyme und Pflanzenfarbstoffe liefern. Außerdem regulieren Wassermelonen den Säure-Basen-Haushalt im Körper, ideal also nach Fleischgerichten.

Wassertreten

Wassertreten ist eine sinnvolle Vorbeugung gegen Erkältungen. Es fördert die Durchblutung und hilft dem Immunsystem auf die Sprünge.

W

Wechseljahre

Frauen, welche die allerersten Anzeichen von Wechseljahr-Beschwerden verspüren, sollten sofort mit einer Naturtherapie eingreifen: Kaufen Sie frische Granatäpfel im Obstladen, schneiden Sie jeden Tag eine Frucht in zwei Hälften, holen Sie den Saft und die Samen mit einem Löffel heraus und nehmen Sie beides zu sich. In zahlreichen Studien hat man nachgewiesen: Der Granatapfel enthält große Mengen an pflanzlichen Östrogenen. Damit können Sie Ihrem Körper auf natürliche Weise die Hormone zuführen, die ihm jetzt allmählich weniger zur Verfügung stehen.

Weihrauch gegen Viren

Wenn Sie erkältete Gäste haben: Entzünden Sie Weihrauchkörner. Der Rauch befreit die Luft von Erkältungsviren. Auch Orangen, mit Gewürznelken bespickt, sorgen für gesunde Luft, killen Viren und Bakterien.

Weinen

Nicht nur Lachen, sondern auch Weinen kann Gesundheit fördern und das vegetative Nervensystem stärken. Die Tränen, die dabei fließen, transportieren Giftstoffe aus dem Organismus ab.

Weintrauben

Einheimische Weintrauben sind eine besondere Empfehlung. Essen Sie in der Traubenzeit einmal am Tag anstelle einer Mahlzeit ein halbes Kilogramm Trauben. Das stärkt die Galle.

Wetterfühligkeit – Honigwasser kräftigt Nerven und Herz

Gehören Sie auch zu jenen Menschen, die von Wetterkapriolen nervös werden? Dagegen gibt es ein einfaches, aber wirkungsvolles Rezept: Trinken Sie zweimal am Tag ein Glas

Wasser, in das Sie einen Teelöffel Honig eingerührt haben. Lassen Sie jeden Schluck lange im Mund. Damit stärken Sie auch Ihr Herz.

Wetterfühligkeit – Schach dem Migräneanfall
Besonders wetterfühlige Menschen leiden unter extremen Wetterschwankungen. Manch einer reagiert mit einem Migräneanfall. Diesen kann man mit ätherischen Ölen in den Griff bekommen: Pfefferminzöl, Lavendelöl oder Eukalyptusöl. Geben Sie ein paar Tropfen eines dieser Öle auf Zeigefinger und Mittelfinger und massieren Sie nun damit intensiv Stirn, Schläfe und Nacken.
Sie sollten das mehrmals am Tag machen. Das ist vor allem Kindern zu empfehlen, damit sie nicht erst daran gewöhnt werden, bei jeder Gelegenheit gleich eine Schmerztablette zu schlucken.

Wetterwechsel – Hilfe gegen Nasenbluten
Leiden Sie bei Wetterwechsel unter Nasenbluten? Nehmen Sie ein Fußbad: Gießen Sie in einen Eimer drei Liter heißes Wasser und geben Sie vier Esslöffel Weizenkleie sowie zwei Esslöffel Apfelessig dazu. Lassen Sie das Bad 15 Minuten auf die Füße einwirken. Massieren Sie dabei intensiv die Kniekehlen. Danach reiben Sie die Fußsohlen mit Arnikatinktur ein.

Wetterwechsel – Schutz für Herz und Kreislauf
Wechselhaftes Wetter belastet bei vielen Menschen Herz und Kreislauf. Dagegen gibt es ein einfaches Hausmittel aus der Natur. Trinken Sie jeden Tag ein Glas Grapefruitsaft. Darin stecken zahllose Schutzstoffe fürs Herz. Man kann damit sogar das Herzinfarktrisiko senken. Die meisten Wirkstoffe enthält die Grapefruit mit rosa Fruchtfleisch.

W

Wimpernausfall vorbeugen

Der Lidstift sollte vor jedem Gebrauch neu angespitzt werden. Wimpernformer und Bürstchen müssen regelmäßig mit Alkohol gereinigt werden.

Winterdepression

Einige Menschen ziehen sich in den Herbst- und Wintermonaten aus dem Freundeskreis zurück, fühlen sich abgeschlagen und träge, neigen zu Trübsinn und verspüren einen gesteigerten Hunger auf Kohlenhydrate (Brot, Zucker, Süßigkeiten).
Ein veränderter Stoffwechsel im Gehirn kann diese Befindlichkeitsstörungen in der dunklen und kalten Jahreszeit bedingen. Der Körper schüttet dann vermehrt das Hormon Melatonin aus. Sprechen Sie mit Ihrem Hausarzt über eine spezielle Lichttherapie mittels Vollspektrumlampe.

Winterschlaf

Einmal im Jahr – und zwar im Winter – sollte man eine Art »Winterschlaf« halten. Ziehen Sie sich in die Einsamkeit zurück: ohne Radio, ohne Fernsehen, ohne Nikotin, ohne Alkohol und Zucker. Sie sollten dabei viel schlafen und in der Natur spazieren gehen.

Wintersonne – Grauer Star droht

Speziell die Strahlen der niedrig stehenden Sonne eines Herbst- und Wintertages erhöhen das Risiko für eine Linsentrübung des Auges. Das kann später zum grauen Star führen. Schützen Sie Ihre Augen mit einer Sonnenbrille.

Wirbelsäule – Die Rückenmuskulatur stärken

Bei Problemen mit der Wirbelsäule nutzen Massagen allein nichts. Es gehören Gymnastikübungen dazu. Die Rückenmuskulatur muss nicht nur aufgelockert, sondern auch langfristig gestärkt werden. Das gelingt nur aktiv mit Gymnastik und Sport.

Wirbelsäule – Rückenschwimmen entlastet die Bandscheiben
Wenn Sie Probleme mit den Bandscheiben haben: Schwimmen Sie möglichst oft auf dem Rücken. Damit wird die Wirbelsäule hervorragend entlastet und es ist eine Wohltat für die Bandscheiben. **Wichtig**: Machen Sie langsame und bewusste Schwimmbewegungen.

Wohnumgebung

Die gesündesten und umweltfreundlichsten Möbel bestehen aus Massivholz, hergestellt aus heimischen Holzarten, und sind mit formaldehydfreien Leimen verarbeitet. Bodenbeläge in der Wohnung sollten keine Schadstoffe (Biozide, Weichmacher, Formaldehyd oder Lösungsmittel) an die Raumluft abgeben. Besonders geeignet sind Holz- und Korkbeläge sowie Linoleum, bei Teppichen Schurwolle, Kokos, Sisal, Ziegenhaar oder Baumwolle. Böden aus Synthetikfasern laden sich leichter elektrostatisch auf, ziehen den Staub stärker an und speichern kaum Feuchtigkeit, was sich ungünstig auf das Raumklima auswirkt.

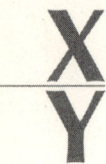

Xanthophyll – schützt vor frühzeitigem Altern

Greifen Sie zu, wenn im Sommer und Herbst die saftigen, vollreifen Pfirsiche angeboten werden. Genießen Sie jeden Tag etwa drei Pfirsiche. Sie sind randvoll mit wertvollen Substanzen, die uns jung, schön und gesund erhalten. Egal, ob rot, gelb oder orange: Schale und Fruchtfleisch enthalten viele Karotine, allen voran den Pflanzenfarbstoff Xanthophyll. Er schützt unsere Zellen vor frühzeitigem Altern und macht den Pfirsich zu einem Jungbrunnen.

Yoga – Entspannt Körper und Geist

Wer sich die meiste Zeit des Tages über angespannt oder gehetzt fühlt, der kann mithilfe von Entspannungsübungen wie autogenem Training, Yoga und Atemübungen lernen, Körper und Geist zu entspannen. Wenden Sie sich dazu an Ihre Krankenkasse, Ihren Hausarzt, Volkshochschulen oder andere Weiterbildungsinstitutionen oder an das örtliche Gesundheitsamt.

Zahnbelag mit Meersalz entfernen
Wer des Öfteren Rotwein und Kaffee trinkt, der hat oft hässliche Zahnbeläge. Lösen Sie einen halben Teelöffel voll Meersalz aus der Küche in einer Tasse mit warmem Wasser auf. Gurgeln Sie damit und putzen Sie damit die Zähne und das Zahnfleisch.

Zahnbürste – Idealer Bakterienhort
Nach jeder Erkältung sollte eine neue Zahnbürste angeschafft werden. Die alte Zahnbürste ist voller Viren und Bakterien.

Zähne – Kirschen verhindern Probleme
Antibakterielle Substanzen in Kirschen verhindern die Bildung von Zahnbelag. Sie können Karies und Zahnfleischproblemen vorbeugen.

Zähne – Säure schadet
Sehr saure Speisen sowie Erfrischungsgetränke, die Zitronensäure enthalten, machen langfristig den Zahnschmelz porös und verursachen Karies. Eine Studie von Dr. Michael Hundertmark an der Universität Köln hat ergeben: Die Festigkeit des Zahnschmelzes sinkt um ein Drittel, wenn die Zähne jeden Tag fünf Minuten starken Säuren ausgesetzt sind. Wer kurz danach die Zähne putzt, macht alles noch viel schlimmer, weil die obersten Zahnschichten von den Säuren angegriffen sind und durch das Reiben noch mehr Schaden erleiden. Die beste Lösung: Wenn Sie etwas Saures gegessen haben, dann spülen Sie den Mund kräftig mit Wasser oder Milch aus.

Zähne – Vitamin C kräftigt
Geben Sie Ihren Zähnen Kraft: Versorgen Sie sich reichlich und regelmäßig mit Vitamin C aus der Nahrung und kauen Sie dreimal in der Woche ein großes Stück hartes, altes Brot. Auch das Zahnfleisch wird Ihnen dafür sehr dankbar sein.

Zahnfleisch

Wenn Sie Ihr Zahnfleisch optimal verwöhnen und kräftigen wollen, dann sollten Sie zweimal im Jahr beim Zahnarzt den Zahnstein an den Zähnen entfernen lassen. Holen Sie nach jeder Mahlzeit mit Zahnseide oder Zahnstocher-Bürstchen Speisereste zwischen den Zähnen heraus und verwenden Sie nach dem Zähneputzen eine Mundspülung. Sehr gut fürs Zahnfleisch: Spülungen mit Salbeitee und mit Heidelbeertee.

Zahnfleischbluten

Massieren Sie das Zahnfleisch öfter am Tag mit Propolis-Tinktur.

Zahnfleischbluten – Vitamin-C-Mangel kann die Ursache sein

Oft steckt Vitamin-C-Mangel hinter Zahnfleischbluten: Besonders viel Vitamin C steckt in Zitrusfrüchten, Paprika, Johannisbeeren. Bald kommen die ersten einheimischen Erdbeeren auf den Markt, auch sie sind hervorragende Vitaminspender. Wenn die Beschwerden über Wochen andauern, sollten Sie sich mit dem Zahnarzt über eine Zahnfleischbehandlung beraten.

Zahnfleischpflege

Wer immer wieder an Zahnfleischbluten leidet und nichts dagegen unternimmt, muss damit rechnen, dass sich daraus eines Tages Zahnfleischschwund entwickelt. Tun Sie sofort etwas gegen das Bluten: Erhitzen Sie Sesamöl, lassen Sie es dann wieder abkühlen, nehmen Sie einen Esslöffel davon in den Mund und spülen Sie kräftig damit die Mundhöhle aus. Danach mit lauwarmem Wasser nachspülen. Am besten macht man das morgens auf nüchternen Magen.

Zahngesundheit für Schwangere

Schwangere Frauen sollten regelmäßig zum Zahnarzt gehen. Speziell Zahnfleischbluten muss rasch behoben werden. Bei

Parodonditis gelangen Milliarden von schädlichen Bakterien in die Blutbahn, können Herzerkrankungen, Lungeninfekte und Arteriosklerose auslösen. Diese Bakterien können auch die Gesundheit des werdenden Babys gefährden.

Zahnhygiene

Es ist allgemein bekannt: Nach dem Genuss von Süßigkeiten sollte man die Zähne putzen, weil im Mund höchste Kariesgefahr herrscht. Jetzt haben Messungen ergeben: Bananen, Pommes frites und Rosinen fördern Karies enorm. Auch nach dem Genuss dieser Produkte sollten Sie gründlich die Zähne putzen.

Zahnpflege

In Kronen und Brücken nisten sich viele Bakterien ein und vermehren sich dort schnell. Die Zahnbürste allein genügt nicht. Speziell an den Übergängen vom Kronenrand zum Zahnfleisch sowie an den Verankerungen und an der Unterseite der Brücken muss man auch Zahnseide, Mikrozahnbürste und Munddusche einsetzen.

Zahnschmerzen – Eis blockiert den Schmerz

Eine sehr beliebte und einfache Maßnahme gegen Zahnschmerzen: Lassen Sie zwei Eiswürfel aus dem Tiefkühlfach Ihres Kühlschrankes zwischen Daumen und Zeigefinger Ihrer Hände zergehen. Auch dabei werden entsprechende Energiebahnen aktiviert, die direkt zum Zahn führen und die Schmerzen blockieren.

Zahnschmerzen – Knoblauchsaft als erste Hilfe

Pressen Sie eine frische Knoblauchzehe und reiben Sie den Saft in den schmerzenden Zahn ein. Den Zahnarztbesuch ersetzt das aber nicht.

Z

Zahnschmerzen – Wacholderbeeren und Nelken lindern
Das schafft vorübergehend Linderung: Zerkauen Sie ganz langsam fünf Wacholderbeeren und spucken Sie diese nach einiger Zeit wieder aus. Sie können das auch mit Gewürznelken machen.

Zärtlichkeit
Die schwedische Wissenschaftlerin Prof. Dr. Kerstin Uvena-Moberg hat eine interessante Entdeckung gemacht. Das Hormon Oxytocin sorgt im menschlichen Körper fürs Jungbleiben, für einen gesunden Blutdruck und für eine optimale Stressabwehr. Wissen Sie, wie wir viel Oxytocin in unserem Körper produzieren? Einfach durch Küssen, Kosen, Schmusen, Streicheln und Umarmen.

Zellulite
Mit Johannisbeeren kann man der gefürchteten Zellulite an Schenkeln, Po und Armen vorbeugen, weil die Vitamine C und E in Teamarbeit das Bindegewebe straffen.

Zellulite – Wirksame Hilfe durch Kaviar
Jede zweite Frau in Deutschland leidet unter Zellulite: an unschönen Hautunebenheiten und Dellen an den Oberschenkeln, am Po, an den Hüften und Armen. Längst wissen wir: Man kann die Zellulite nur mit einem Kombi-Programm erfolgreich bekämpfen. Dazu gehören: gesunde Ernährung mit viel Obst und Gemüse, Sport, nicht rauchen, Massagen und entsprechende Cremes. Nun hat die Hautforschung eine neue Möglichkeit gefunden, Zellulite vorzubeugen und – wenn sie schon vorhanden ist – abzubauen. Das Zauberwort heißt: Kaviar. Wer regelmäßig Kaviar isst, kann von innen her mithelfen, Zellulite zu bekämpfen. Die schlechte Nachricht: Kaviar ist verdammt teuer. Die gute Nachricht: Auch der weit billigere Kaviar-Ersatz hat diese Wirkung.

Zitrone

Sind Sie müde nach einem anstrengenden Tag, haben aber abends noch etwas vor? Das Inhalieren des ätherischen Öls der Zitrone, zum Beispiel als Badezusatz, belebt und reaktiviert die für die Konzentration zuständige linke Gehirnhälfte.

Zugluft – Erkältung droht

Fahren Sie nicht stundenlang mit offenem Autofenster. Zugluft von außen und Kälteschocks von innen – etwa durch eiskalte Getränke – vergrößern das Erkältungsrisiko.

Zugluft – Gefahr für die Bindehaut

Wenn es heiß ist, dann empfindet man Zugluft als sehr angenehm. **Aber Vorsicht:** Man handelt sich leicht eine Bindehautentzündung ein. Das beste Rezept: ein Teelöffel Augentrostkraut mit einer Tasse kochendem Wasser überbrühen, fünf Minuten ziehen und abkühlen lassen. Mit dem lauwarmen Tee und einem Wattebausch die Augen mehrmals am Tag auswaschen.

Zwiebellook

Wenn Sie an kalten Tagen durch die Natur wandern, sollten Sie sich warm anziehen, und zwar in mehreren Schichten. Zuerst kleiden Sie sich am besten in schweißdurchlässige Unterwäsche. Darüber kommt wärmende, Feuchtigkeit aufsaugende Baumwolle oder Wolle. Darüber dann eine Jacke und eine Hose, die vor Wind und Nässe schützen. So können Sie sich draußen nicht erkälten. Haben Sie gewusst, dass kalte Füße, kalte Hände und ein kalter Kopf die Ursache für Halsschmerzen sein können? Der Körper will den Wärmeverlust ausgleichen und schickt Blut in die kalten Regionen. Dieses Blut fehlt dann bei der Versorgung der Mundschleimhäute und das »freut« Viren und Bakterien. Der Hals schmerzt. Warme Schuhe, Handschuhe und eine Kopfbedeckung können das verhindern.

Z

Zwischenmahlzeit – Ideal sind wasserhaltige Früchte
Zwischenmahlzeiten sollten an heißen Tagen Flüssigkeit liefern und den Körper nicht belasten. Ideal sind Melonen aller Art, weil sie neben viel Flüssigkeit auch viele Vitamine, Spurenelemente und Mineralstoffe enthalten. Empfehlenswert sind auch Salate aus Gurken und Tomaten, lauwarme Suppen und Fruchtkaltschalen.

Zwischenmahlzeit – Kalorienarme Häppchen
Bereiten Sie kalorienarme Häppchen vor: eine Senfgurke, 100 Gramm einer Salatgurke, einen grünen Paprika (in dünne Streifen geschnitten), sechs Radieschen oder zwei Möhren. Jede dieser Portionen hat nicht mehr als 20 bis 30 Kalorien.

Zwischenmahlzeit – Milch macht munter
Eine leichte Mahlzeit zum Stärken der Nerven: ein Viertelliter Joghurt oder Milch mit einem Esslöffel Honig. Ein Viertelliter Vollmilch enthält übrigens rund 150 Kalorien und ist damit kein Getränk zum Durstlöschen, sondern eine vollwertige Zwischenmahlzeit.

Zwischentief

Wer sich tagsüber schlapp fühlt, sollte das Gesicht mit kaltem Wasser waschen. Ein Teelöffel Lindenblütenhonig zwischendurch macht wieder stark. Ein Viertelliter Traubensaft, langsam getrunken, gibt schnell Kraft an anstrengenden Tagen.

Rosl 30.07.2024